醫典重光

珍版海外中醫古籍善本叢書

潔古老人註王叔和脉訣

金·張元素 注 金·張 璧 述
鄭金生 整理

人民衛生出版社
·北京·

圖書在版編目（CIP）數據

潔古老人注王叔和脉訣 /（金）張元素注；（金）張璧述；鄭金生整理．—北京：人民衛生出版社，2024.7
（醫典重光：珍版海外中醫古籍善本叢書）
ISBN 978-7-117-34276-6

Ⅰ. ①潔…　Ⅱ. ①張…②張…③鄭…　Ⅲ. ①脉訣—中國—金代　Ⅳ. ①R241.13

中國國家版本館 CIP 數據核字（2023）第 227979 號

醫典重光——珍版海外中醫古籍善本叢書

潔古老人注王叔和脉訣

Yidian Chongguang——Zhenban Haiwai Zhongyi Guji Shanben Congshu

Jiegu Laoren zhu Wangshuhe Maijue

注：金·張元素
述：金·張　璧
整　　理：鄭金生
出版發行：人民衛生出版社（中繼綫 010-59780011）
地　　址：北京市朝陽區潘家園南里 19 號
郵　　編：100021
E - mail：pmph @ pmph.com
購書熱綫：010-59787592　010-59787584　010-65264830
印　　刷：北京雅昌藝術印刷有限公司
經　　銷：新華書店
開　　本：889 × 1194　1/16　印張：13.75　插頁：1
字　　數：119 千字
版　　次：2024 年 7 月第 1 版
印　　次：2024 年 7 月第 1 次印刷
標準書號：ISBN 978-7-117-34276-6
定　　價：229.00 元
打擊盜版舉報電話：010-59787491　E-mail：WQ @ pmph.com
質量問題聯系電話：010-59787234　E-mail：zhiliang @ pmph.com
數字融合服務電話：4001118166　E-mail：zengzhi @ pmph.com

醫典重光

珍版海外中醫古籍善本叢書

叢書顧問

王永炎
真柳誠［日］
文樹德 (Paul Ulrich Unschuld)［德］

叢書總主編

鄭金生
張志斌

叢書整理凡例

一、本叢書旨在收載複制回歸的海外珍稀中醫古籍。子書的書名一般以扉頁名稱爲準。無書扉頁者，以其卷首所題書名爲準，但『新刊』『新編』『校正』之類的修飾詞不放進書名。

二、每種古醫籍之前有『提要』，主要介紹作者（朝代、姓名字號、籍貫，生活時間、簡要生平、業績、撰寫此書的宗旨等），書籍名稱，卷數，影印底本的基本形制、刊刻年代、堂號、序跋題識等，主要内容與特色，以及書目著録與底本流傳簡況。

三、叢書中的每種子書均依據影印本的實際標題層次編制目録。卷數與卷名爲一級，篇名爲二級。必要時出示三級目録。其中本草書的藥名爲最後一級。單純醫方書收方甚多者以歸納方劑的方式（如病名、功效等）爲最後一級目録，收方不多者可以方名爲最後一級目録。凡新擬篇目名均用六角括號『〔〕』括注。

四、影印本對原書内容不删節、不改編，盡力保持原書面貌，因此原書可能存在的某些封建迷信内容，以及当今不合時宜的藥物（如瀕臨滅絶的動植物等）不便删除，請讀者注意甄别，切勿盲目襲用。

五、本叢書采用影印形式，最大限度地保留原書信息，如眉批、句讀、圈點、補注、批語、印章、墨丁等，并保持古籍筒子頁甲面、乙面的對照關係，以及一切對版本鑒定、學術研究有價值的重要信息。在此基礎上，本叢書爲體現影印本的文獻價值和應用價值，將仔細檢查有無錯簡、缺頁現象，若有則盡力予以調整、補缺，并在不損傷原書文字的前提下，盡力消除污髒殘損痕迹，以利閲覽。

提要

潔古老人注王叔和脉訣爲金張元素注、金張璧述。書名中的潔古老人即金代名醫張元素，字潔古，易州（今河北易縣）人。張氏生活於十二世紀，金史有傳。傳中提及其名言『運氣不齊，古今異軌。古方新病，不相能也』。此言促進了金元醫學的創新研究。該書另一責任人張璧（號雲岐子）乃潔古老人之子，亦有醫名。元代名醫李杲（東垣）、王好古（海藏）、羅天益（謙甫）等均爲張元素的弟子或再傳弟子，世稱此爲易水學派。

張元素名氣雖大，所撰醫書存世者卻少，其中綜合性醫書醫學啓源僅三卷，且其卷下用藥備旨與張氏本草書潔古珍珠囊内容多同。此外張元素有諸多脉論，散見於元戴同父脉訣刊誤、朝鮮許浚纂圖方論脉訣集成等書，然不明其原出何書。

本影印底本新編潔古老人注王叔和脉訣十卷，乃日本宫内廳書陵部藏元至元壬午（1282）序刊本，爲存世孤本。該書二册。版框約高 19.8 釐米，寬 13.4 釐米。每半葉十二行，行二十一字。白口，上下黑魚尾，左右雙邊。書前有至元壬午（1282）吴駿聲序，另有蒼嵓山人識語，未署年代。書末有手書『天保三年重陽後二日讀于奚暇齋燈下。丹波元堅』。日本天保三年即公元 1832 年，另有附紙，手書『書王叔和脉訣後』一篇，據文義，當爲丹波元堅撰。

核查該書内容，并考書目所載，可知此書乃張元素父子之真作全帙（以下簡稱潔古注脉訣），亦即戴同父、許浚等所引潔古脉論原著。其中卷五至卷七又被元杜思敬濟生拔粹節取，冠名雲岐子七表八里九道脉訣論并治法（或簡稱雲岐子脉訣）傳世。故此張氏父子合著之書對研究易水學派的醫學見解具有重要意義。

該書無張氏父子之序，不明其撰書宗旨與具體時間。其成書年代當以張璧之注爲准。該書注文引用『元戎』，當爲元王好古醫壘元戎（約成書於 1231～1237 年）。又該書至元壬午（1282）吴駿聲序提到：『余友虞兄成夫，近得斯本，乃江南前所未有者』，可見此書乃從北方傳來。據此，潔古注脉訣的成書年當在十三世紀初期，約爲 1237 年之後若干年。

該書所稱『王叔和脉訣』，與晉王叔和脉經并非同書。據考脉訣爲南朝高陽生托名之作，宋元間被作爲王叔和真作備受推崇，且多有名家爲之注説。張氏父子所注即其注本之一。該本前四卷爲診脉入式（總論）、五臟及左右手三部脉歌注解。卷五至卷七爲『七表八里九道脉』注解。卷八爲診雜病生死候、論暴病、五行相克脉、四時虚實脉、傷寒、陽毒、陰毒。卷九爲望診及五臟外現諸症。卷十爲婦人、小兒脉診。全書按王叔和脉訣原文順序逐次加注，冠『潔古云』者爲張元素注，冠『雲岐子云』者爲張璧注。

此書看似注解脉書，實則以『隨脉辨證，隨證注藥』爲特點，將脉、證、方藥綜而論之，憑脉辨證，據證議藥，兼述病機預後，并非汲汲於討論脉狀脉象。明代何柬將該書簡稱張潔古藥注脉訣，正反映了該書注説的特色。金史張元素傳載張元素爲劉完素治病，講究據脉用藥，正與該書隨脉辨證用藥相合。

此影印十卷本底本曾見明朱睦㮮萬卷堂書目、清黄虞稷千頃堂書目等書目著録，清代後期書目未再見蹤迹，故此書在中國清代時或已亡佚。

目錄[1]

❶ 本目錄爲影印本新編目錄，故按現代出版物目錄編制規則，與原書目錄格式略有不同。例如原書目錄出示方名，但這些方劑在正文并未單獨排列，故不進入本目錄。

❷ 原書序、題識等均無標題，爲便檢索，今補擬標題，用六角符號『〔〕』括注。下同。

卷之九……一七五

---

❶ 病：原脱，據脉訣刊誤補。

卷之十……一八七

醫學之精在脈乎脈書易明而明之有書焉可書有未明〻之者註也有註也而且改住以為奇焉未能援引證據以明所未明備所未備其於是註也焉攸用無所用而加之以誤世焉用之者其不費人乎主牀和之訣醫學啓鑰之書

也固有童而習之句乃未能深究其義者加女人反此背看之一句釋者且不得其的則其間未明者亦多矣大抵釋註之病非一出胸臆之說而不根諸古則病乎泛衍一時之見而非傳於一家則病乎略眩一己之能而盡棄乎舊說則

丈病乎偏有能反是焉斯爲至當
然或無方以隨之則脉自脉藥自
藥學者猶有誤投之患是所謂明
而未備也潔古老人張元素精於
醫經者也其於是書也女人反背
之語則釋之以四時之陰陽已足
破千載之惑况其援引不外乎素

難内經之中則不失之泛叅錯復
繼以其子雲岐之議論則不失之
略採摭不背乎通真已當之舊說
則不失之偏其後復繼以隨脉之
方使一覽之餘醫學之要且明且
當而且備矣不亦善乎余友
虞兄成夫近得斯本乃江南前所

未有者不欲珍襲爰鋟諸梓以與
學醫者共之吁豈惟學醫哉家置
一帙以質醫者之當否則雖有費
人之醫我不爲之費矣豈不爲養
生延年之助耶暇日執此書以求
序引余見是註之明且備也悅而
繹之於是乎書至元壬午季秋朔

益清堂老人吳駿聲文序

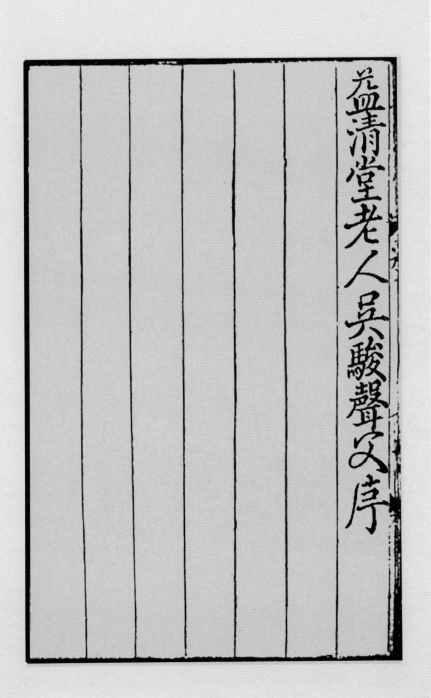

脉訣之書其醫家之入門也潔古父子世傳醫學熟究方書洞察脉理隨脉辨證隨證註藥兼集諸家之善以釋後學之疑其用心亦良矣江南醫士冉訴未覩之 虞
成末書得茲本不欲私藏亟刻諸梓推廣活人之惠其志尤可嘉以芒見潔古之有功於叔和而 虞 又有功於潔古也豈小補哉滄嵓山人特書于會稽衛生堂

地支不移循環之圖

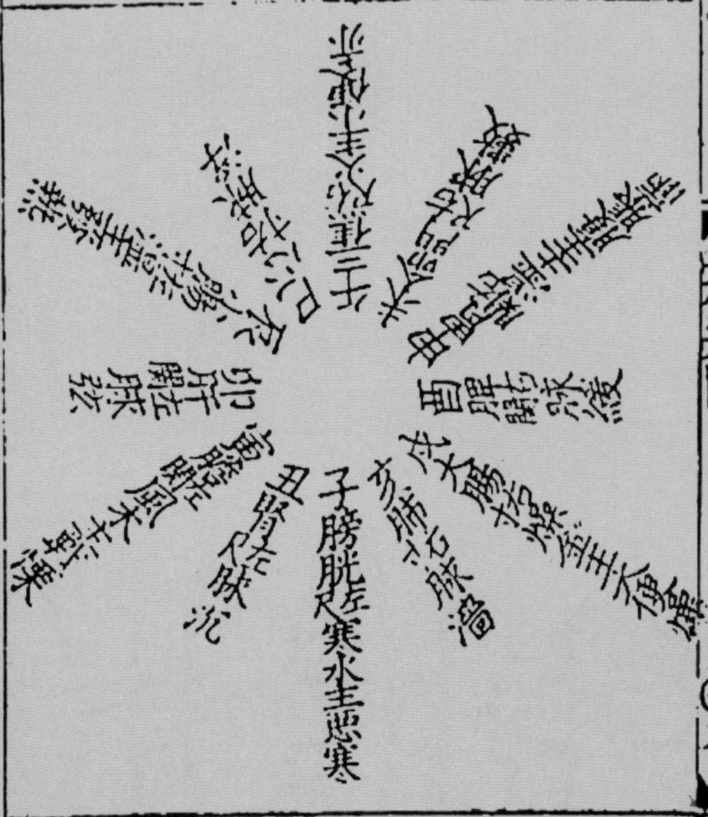

王氏先以六位於左右手者分列六部內應十二經也言左右者乃司開闔之道以明汗下之法故曰左為表陽也右為裏陰也經曰陽化氣可汗陰成形可下

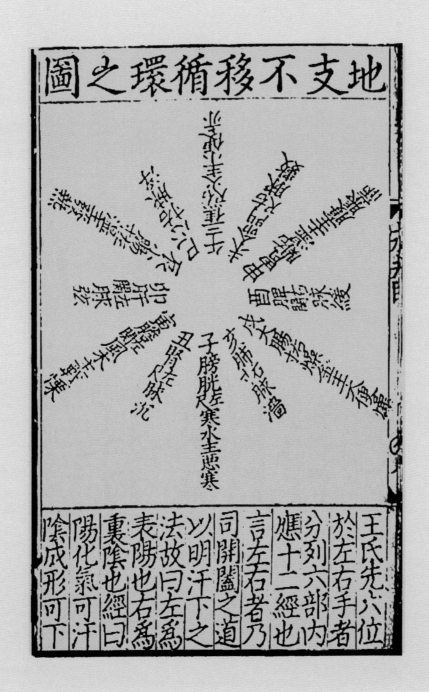

新編潔古老人註王叔和脉訣目録

潔古老人張元素註
雲岐子張璧述

○卷之六

卷之七

卷之八

卷之九

卷之十

新編潔古老人註王叔和脉訣目錄

新編潔古老人註王叔和脉訣卷之一

潔古老人入式論

且夫入式得之於心應之於手行之於用得旨趣者少故先生言入式總包五藏及諸脉法婦人小兒察色觀脉左陽升而不升謂之不及右陰降而不降謂之太過禮本陰陽借言男女故爲同斷病之説命門與腎水火之別故言尋趂以此推排具五難輕重之説關前關後三難説之詳矣至數多少十四難以稱之脉之形象十五難具載之遲冷數熱乃藏府汗下血榮氣衛不失天度以爲常過則生七表不及則生八裏皆從血氣内外以察乎虛實邪正之理假令熱則

生風冷生氣熱生風而制火冷生氣而制水以此舉金木為例餘倣此木主風而金主氣火化熱而水化寒故解入式

診脉入式訣

左心小腸肝膽腎

潔古云 叔和言巡天度主隨六甲日月五星皆自西而東轉其脉亦然故心肝腎逆而言之人左寸應辰其時溫故君火不行炎令此乃君之德也外應三月內應左寸心與小腸動脉所出從心逆行於肝其令風外應於寅內應左關肝與膽動脉所出從肝逆行於腎外應十一月內應於左尺腎與膀胱動脉所出浮為小腸沉為心前半指有陽中之陽有陽中之陰

後半指有陰中之陽有陰中之陰他皆倣此
云岐子云此三位主溫風寒可汗謂之左升是從子
後一湯生內經曰陽化氣清陽發腠理下者舉之溫
主發熱風主戰慄寒主惡寒假令病人發熱無汗惡
寒脉浮緊乃寒傷榮可用麻黃湯主之如戰慄惡風
有汗脉浮緩乃風傷衛可用桂枝湯如往來寒熱是
尺寸脉交以小柴胡湯兩和之何以然夫小柴胡湯
乃少陽經藥也柴胡行本經與黃芩治發熱生薑半
夏湯寒如發熱戰慄葛根解肌湯主之如戰慄脉浮
弦小青龍湯主之如戰慄惡寒脉沉弦大青龍湯主
之如惡寒脉沉遲麻黃附子細辛湯已上皆解表之
法也

右肺大腸脾胃命

潔古云右寸肺外應九月内應右寸其時燥是肺與大腸動脉所出逆行於脾外應七月内應右關其時濕脾與胃動脉所出逆行於手厥陰三焦其時暑外應五月内應右尺命門三焦動脉所出已上叔和言脉左行温風寒燥濕暑言天者逆遊六甲非順行十二辰順行十二辰者温熱濕燥寒風却非天之左轉所以云天行從前來者為實邪從後來者為虚邪

雲岐云此三位所主燥濕熱可下謂之右降是從午後一陰生**内經曰**陰成形濁陰走五藏高者抑之燥主大便難濕主腹滿痛熱主小便赤澁假令病人大便難脉沉數**小承氣湯**主之如腹滿痛甚而脉沉數

大承氣湯主之如小便赤澁脉沉数大承氣湯主之
如小便赤不大便腹滿痛亦此藥主之如小便赤腹
痛而不滿調胃承氣湯主之如大實證爲不大便是
也如小便赤大便難腹滿痛大承氣主之已上皆攻
裏之法也芒消辛潤治大便燥而難厚朴枳實治腹
滿痛大黄治大便不通及小便赤澁温風寒在表是
上有水也可汗燥濕熱在裏下有火也可下故曰治
病必求其本假令有表裏證者先觧表後攻裏也如
病人大便難發熱謂之温燥先當觧表左宜桂枝湯
後攻裏右宜承氣湯如戰而腹滿痛謂之風濕左宜
桂枝湯右宜承氣湯如惡寒自汗小便赤左宜桂枝
麻黄湯右宜承氣湯凡六氣之病脉與證相得者生

相反者死色脉亦然臨病人持診之時宜細詳消息不可妄用此發表攻裏之大槩不可印定眼目泥於上說此大約言之也此二者皆逆傳其位先立左寸心小腸乃君火之位次立左關肝膽乃風木之位次立左尺腎與膀胱乃寒水之位次立右寸肺大腸燥金之位次立右關脾胃濕土之位次立右尺命門三焦相火之位凡此立六位之脉皆循天而右行以此言之病在左主表宜發汗病在右主裏宜下左爲氣多虗是無形故宜汗右爲陰多實乃有形故宜下其傳變之道左必傳右乃汗證傳作下證下證無傳汗證之理左上熱而下寒右上燥而下熱左關右關以明汗下之道如近互交經客主邪正相合消息各所

當證隨部脉論之
女人反此背看之
紫古云 非言男女正謂四時春夏寸弱而尺盛為男得女脉為不足病在内 素問曰 濁陰歸六府春夏為男太陽陽明少陽三陽亦為男寸弱而尺盛皆為男得女脉為不足也秋冬〻為女寸盛而尺弱為女得男脉為太過病在四支 素問曰 清陽實四支太陰少陰厥陰三陰亦為女三陰證皆寸盛尺弱亦為反此 素問熱論云 三日已前當汗三日已後當下春夏與秋冬〻四時同
雲岐云 夫天地有陰陽之升降人有尺寸之水火豈異於天地者哉女人反此者乃是明陰陽升降之道

是以陽升於上者是背陽而抱陰所以人背爲陽腹爲陰背爲外腹爲内春夏背陽而抱陰是春夏陽在外陰在内故萬物發生於上人脉亦應之當寸盛而尺弱**經曰**天氣在上人氣亦在上秋冬背陰而抱陽是秋冬陽在内陰在外故萬物收藏於下人脉亦應之當尺盛而寸弱**經曰**天氣在下人氣亦在下

尺脉第三同斷病

潔古云男子藏精女人藏血所主者異所受者同

雲岐云夫同斷病者謂人反常而生諸病是春夏寸盛而尺弱而反得尺盛而寸弱是男得女脉爲不足病在内乃陽不足而陰太過也何謂陽不足春時應温而反大寒夏時應熱而反大凉**大法曰**春宜汗是

用辛甘之藥助陽而抑陰〔經曰〕陰盛陽虛汗之則愈下之則死秋冬當寸弱而尺盛而反得寸盛而尺弱是女得男脉爲太過病在外乃陽太過而陰不足何謂陽太過是秋時應涼而反大熱冬時應寒而反大溫〔大法曰〕秋宜下當用酸苦之藥助陰而抑陽〔經曰〕陽盛陰虛下之則愈汗之則死又曰尺寸者血氣之男女左右者陰陽之徵兆非言男女之異以明尺寸之道此定位之法也

心與小腸居左寸

〔要旨云〕巳辰君火之位其氣溫乃二之主氣也

肝膽同歸左關定

卯寅風木之位其氣風乃初之主氣也

腎居尺脉亦如之
丑子寒水之位其氣寒乃終之主氣也
用意調和審安靖
潔古云審安靖者五行各依其部
雲岐云左手三部温風寒是在表如不和則在左寸
左寸主發熱尺主惡寒若水火相争則往來寒熱其
治小柴胡湯是少陽經藥也足少陽膽者東方木也
木乃水之子火之母故能調和水火之氣經曰間藏
者生安靖者審得有無往來寒熱恐七傳也
肺與大腸居右寸
亥戌燥金之位其氣燥乃五之主氣也
脾胃脉從關裏認

酉申濕土之位其氣濕乃四之主氣也

命門還與腎脉同用心子細須尋趂

未午相火之位其氣熱乃三之主氣也脉法曰夫命門與腎脉同者謂其所受病同於膀胱一府其各受病也當用心辯水火之異何以别之如外證小便清利及脉沉而遲是其氣寒屬腎水如小便赤澁脉沉數是其氣熱屬命門火故所受者同所主者異夫所受者同乃命門與腎同歸膀胱一府也所主者異謂有寒熱之别一歸於寒水一歸於相火也叔和謂有水火寒熱之異故令持診之時當用心審察之

若診他脉覆手取要自看時仰手認

潔古云經曰常以不病人調病人故云以我知彼

三部須教指下明

潔古子云三部者寸關尺也寸爲上部法天主胷膈之上至頭之有疾關爲中部法人主臍之上至胷之下有疾尺爲下部法地主臍之下至足之上有疾此乃三部所主也

九候了然心裏印

九候者浮中沉各診五動浮診五動天之象也中診五動人之象也沉診五動地之象也三部各診浮中沉三乃三三九也夫九候者在天五日爲一候在脉五至爲一候：一息之數浮一氣十五爲天中一氣十五爲人沉一氣十五爲地故一氣在上一氣在中：一氣在下三氣相合而成一脉是三元也乃氣血精故

總得四十五動曰平脉也故叔和於各藏言脉云四十五動無他事又曰無疑慮又曰不須怕此平康脉也何爲心裏即即者爲浮中沉三診各有太過不及之脉也假令左寸太過脉浮診得六數七極者必身熱而無汗麻黄湯主之不及脉浮診得三遲二敗者必身熱自汗桂枝湯主之桂枝止汗麻黄發汗明爲表之補瀉也關脉中診得六數七極者是熱在中調胃承氣湯主之如得三遲二敗者是不及也以建中湯理中圓主之用調胃承氣自内而瀉於外也理中建中乃和中補藥也承氣建中乃中焦補瀉藥也左尺沉診得六數七極者必大便難而小便赤澁大承氣湯主之却得三遲二敗者必大小腹中痛小便清

則大便澄澈清冷薑附湯主之承氣薑附乃下焦補瀉之藥也夫大承氣之寒而能治下焦之熱不能治中焦上焦之熱薑附之熱而能治下焦之寒不能治上焦中焦之寒建中理中之溫能治中焦之寒不能治上焦下焦之寒調胃承氣之寒而能治中焦之熱不能治上焦下焦之熱且麻黃湯為瀉也而能瀉表之實不能瀉裏之實桂枝湯為補也而能補表之虛不能補裏之虛即者察邪氣之所在上中下或表或裏診時常即此也

大腸共肺為傳送

大腸傳送水穀之府又名傳道之官常出而不納肺何以為傳送謂傳氣下入膀胱以通津液亦為傳送

之藏【經曰】陽明之上燥氣治之中見太陰

心與小腸爲受盛

小腸爲受盛之府又名受盛之官心何以爲受盛緣心爲火主時令則萬物皆盛其爲病則有餘多語是也故爲受盛之藏【經曰】少陰之上火氣治之中見太陽

脾胃相通五穀消

夫脾胃之氣常欲通和胃爲戊其化火象於天其氣熱脾爲己其化濕象於地故下熱而上濕其氣相通則五穀腐熟而自消矣如濕多而熱少則成五泄熱多而濕少則多食而飢虛名曰消中皆脾胃之病也【經曰】太陰之上濕氣治之中見陽明

膀胱腎合爲津𠗟

夫膀胱者津液之府有出而無入何為變化以通津液之府

內經曰 飲入於胃游溢精氣上輸於脾脾氣散精上歸於肺通調水道下輸膀胱乃金生水也夫氣者升而為雨露降而作淵源膀胱者州都之官氣化之所出焉腎何為津液之藏 **經曰** 泣涕汗涎唾皆腎水所主故言腎合為津液 **經曰** 太陽之上寒氣治之中見少陰

三焦無狀空有名寄在胸中膈相應

潔古云 上焦如霧中焦如漚下焦如瀆有正藏而無府也三焦者六府之本原主諸氣之父無不支也散在諸經故無狀有名也

潔古云 夫三焦者手少陽之脉也凡人十二經內寸

一經有形惟三焦一經獨無形而有名寄在胷中以應呼吸出入往來是也何爲相應**內經曰**一呼脉行三寸一吸脉行三寸經行六寸脉動五至是爲相應然使人之氣血自手之三陰從藏走至手手之三陽從手走至頭足之三陽從頭走至足足之三陰從足走至腹周流不息通行血氣者三焦也夫氣者上至頭而豈能下血者下至足而豈能上皆三焦之用擁遏鞭辟使氣血由是而貫通**內經曰**風寒在下燥熱在上濕氣在中火遊行其間寒暑交故令虛而生化也寄在胷中者謂三焦之府不與十一經有形者同於始終謂無形而有用老子曰有之以爲利無之以爲用**內經曰**神去則機息氣止則化絕然三焦者乃

人之元氣又名曰天真之氣善養生者以養天真之氣即沖和一氣也外主榮衛内則温養藏府寄位於肾中與萬相應内經曰少陽之上熱氣治之中見厥陰

肝膽同爲津液府能通眼目爲清淨

夫胃大腸小腸爲府有出而有入其膀胱之爲府也有出而無入惟膽之爲府也無出無入其膽之精氣從何而得答曰肝之餘氣溢入於膽聚而成精由是内藏精而不泄外視物而得明以爲清淨之府能通於眼目凡人年老而目昏者謂血氣衰而肝葉薄膽汁減而目乃昏經曰厥陰之上風氣治之中見少陽

智者能調五藏和自然察認諸家病

夫智者上工也是知神聖工巧之道識五藏相傳之

理能調血氣之和祭認諸家病者是識五藏六府之
病也假令察得色青脉弦風氣大來是木之勝也即
脾土受邪何法能調土木之和當治其心心者火也
火乃木之子土之母也【經曰】閉藏者生[illegible]【經曰】木實
則瀉火火者木之子土虛則補火火者土之母火居
木土之中以正補虛瀉實之道而能調風濕之和得
和則愈

掌後高骨號爲關骨下關脉形宛然

掌後高骨以定關脉之位

以次推排名尺澤三部還須子細看

凡持脉之法須子細用指按三部推排次第輕重診
之何謂推排次第輕重謂初診脉各一指之下如一

菽之重共按三指之下如三菽之重與皮毛相得者
肺脉也如六菽之重與血肉相得者心部也如九菽
之重與肌肉相得者脾胃脉也如十二菽之重與筋
平者肝部也如十五菽之重按之至骨者腎部也此
乃五診輕重之法也三部五診共四十五菽也假令
色白脉當得三菽之重色赤脉當得六菽之重色黄
脉當得九菽之重色青脉當得十二菽之重色黑脉
當得十五菽之重何為尺澤在手尺部腎水所主澤
者水也非尺澤穴名也
關前為陽名寸口
是陽得寸内九分而浮
關後為陰直下取

是陰得尺内一寸而沉
陽弦頭痛定無疑
脉浮而弦風邪在表
陰弦腹痛何方走
脉沉而弦風邪在裏
陽數即吐兼頭痛
脉浮數邪熱在表
陰微即瀉臍中吼
脉沉微寒邪在裏
陽實應知面赤風
脉浮實風熱在表
陰微盜汗勞兼有

脉沉微寒邪在裏

陽實大滑應舌強

脉浮實表氣實也

陰數脾熱并口臭

脉沉數邪熱在裏

陽微浮弱定心寒

脉浮微表氣外虚

陰滑食注脾家咎

脉沉滑寒在裏也

關前關後辨陰陽察病根源應不朽

關前寸也關後尺也以定陰陽之位但言陰陽者乃脉之浮沉也浮者陽也沉者陰也浮為在表沉為在

裏非止寸口獨浮尺脉獨沉尺寸俱有浮沉言浮者法於寸知病在表在上之根源也言沉者法於尺知病在裏在下之根源也沉於尺寸者是察脉之浮者在上在表之象也沉者在下在裏之象也是識病之根源應不朽也

難經曰陽得寸内九分而浮陰得尺内一寸而沉此之謂也

一息四至號平和更加一至太無痾

一呼一吸爲一息也是一呼脉行兩至一吸脉行兩至乃呼出心與肺脉行兩至吸入腎與肝脉行兩至是心肺肝腎各一至通四至也心氣通於夏肺氣通於秋腎氣通於冬肝氣通於春一息之間是得四時

之脉故號平和更加一至者是呼吸之間脉行一至
乃脾受五味也是有胃氣故五藏各一至曰平

三遲二敗冷危困

一息四至雖號平和猶少胃之一至為陰大過當以
溫治之二息三至是陰乘陽也當熱治之二至是陰
溢於陽也當以熱併除之

六數七極熱生多

一息六至為陽太過陰不及以凉治之一息七至是
陽乘陰也以寒治之

八脫九死十歸墓十一十二絕魂瘥

一息八至是陽覆於陰也陰不勝陽則脫一息九至
是陽關於陰也是無陰則死十至亦然十一十二乃

陽欲併絶之狀也

三至爲遲一二敗兩息一至死非怪

一息一至陰格於陽也敗死也兩息一至陽獨絶爲之死脉也

遲冷數熱古今傳難經越度分明載

難經曰 諸數爲熱諸遲爲寒諸陽爲熱諸陰爲寒脉有太過有不及有陰陽相乘有覆有溢有關有格所以越人切脉以與此四問以别陰陽死生故曰病有大小治有淺深當謹察之

熱則生風冷生氣用心指下丁寧記

熱者南方火風者東方木冷者北方水氣者西方金五方之中當云木生火金生水是也今叔和云熱則

生風者乃子能令母實謂木中有火使金不能制木是金有懼火之意故云熱則生風是南方火實則西方金虛也法當瀉南方火補北方水火減則金得氣盛木自虛而風自止矣何爲補瀉之藥假令大承氣以味苦瀉火以氣寒補水以硝之辛寒能潤燥益水

經云實則瀉其子冷生氣者亦是子能令母實而水盛則冷生氣金中有水使火不能制金是火有懼水之意是北方實則南方虛也法當瀉北方水補南方火水減則火得氣盛金自虛而氣自衰矣何爲補瀉之藥假令**薑附湯**以辛甘發散爲陽以氣熱除寒以味之辛甘瀉水及金而補火及木也此實則瀉其子也當用心指下記三遲二敗六數七極之別

春弦夏洪秋似毛冬石依經入分節氣

春脉微弦曰平何謂微弦經言厭厭聶聶如循榆葉曰平夏脉微鈎曰平何謂微鈎經言累累如環如循琅玕曰平秋脉微毛曰平何謂微毛經言藹藹如車蓋按之益大曰平冬脉微石曰平何謂微石經言上大下銳濡滑如雀之啄曰平五藏應五行各主七十二日四季月尾各有十八日獨脾是三百六十日法也分節氣者十二經各有所主正月左足少陽二月左足太陽三月左足陽明四月右足陽明五月右足太陽六月右足少陽七月右足少陰八月右足太陰九月右足厥陰十月左足厥陰十一月左足太陰十二月左足少陰此爲地之十三辰所主節氣也春夏

秋冬節也寒熱溫涼氣也弦洪毛石脉之躰様也四季之脉各依府藏之十二經部分以主之是爲分四時之節氣也肝膽二經左関之位主之心小腸二經左寸之位主之肺大腸二經右寸之位主之腎膀胱二經左尺之位主之脾胃二經右関之位主之三焦包絡二經右尺之位主之右関二經不言者四季兼有之也右尺二經不言者以其如天地之尊而不係五行也【王機云】脉從四時謂之可治

【潔古云】依經爲之十二經各有病源本證本脉故身爲時脉爲令見其色而不得其脉知其脉而不見其色皆非也

阿阿緩若春揚柳此是脾家居四季

阿阿者脾之寛緩象也若楊柳者春月嫩黄象脾之
色居四季者於四季月各主十八日也
在意專心察細微靈機曉解通玄記浮芤滑石弦緊
洪七表還應是本宗
動於春夏行陽二十五度
微沉緩澁遲并伏濡弱相兼八裏同
動於秋冬行陰二十五度
血榮氣衛定息數一萬三千五百通
凡人晝夜百刻之中血氣周於身行五十度其元氣
行八百一十丈其呼吸總一萬三千五百息也

新編潔古老人註王叔和脉訣卷之一

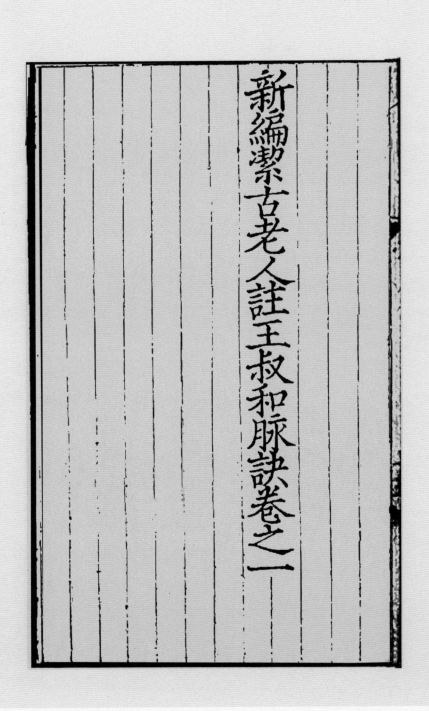

新編潔古老人註王叔和脉訣卷之二

心藏詞

潔古論曰五藏六府有有餘不足故實爲有餘虚爲不足有餘法當先時不足法當後時前曰實壅而不通故曰有餘瀉其子以流之消消不息子母之虚也當補以流之行流留住爲之子母言補瀉證也補瀉者爲夫婦虚實邪正法施針用藥皆如此脉法者有餘先時不足後時

心藏身之精小腸爲弟兄

精者神也精氣之化成（靈樞云）兩精相薄謂之神故神可内容感物外耀故曰相薄小腸爲弟兄内則剛

丁則柔丙爲兄丁爲妹剛能取他柔能嫁許

象离隨夏旺屬火向南生

合心火而象离心中空离火亦然屬火向南生夏氣之盛萬物繁秀心氣之盛故面陽於外心合火而象离也

任物無纖巨多謀最有靈

任物者任親萬物火氣行無所不至人心之動無所不通也（楊氏云）心識纖無所不貫心者諸神之宮府故多謀最有靈有餘則賢辨自智不足則多失忘也

內行於血海

心主血養於諸藏血盛則滋養神色血衰則皮肉黑也

外應舌將榮

舌者心之竅【經曰】心氣通于舌舌和則知五味矣

七孔多聰慧三毛上智英

心有十孔三毛俱全則智辨英雄不全則痴弱軟懦

反時憂不解順候脈洪驚

假令熱病身凉是反時脈盛身熱為順候脈洪驚者自裏而表是榮衛將復大汗作而解矣

【雲岐云】心之為病以應於夏脈當浮洪反得沉而遲者則是反時也沉遲者腎水脈也以反應冬是北方之節氣也夫心病掌中熱而啘或煩滿却得沉遲之脈以脈為時是反時也陽病見陰脈者死故云反時憂不解也如脈得浮而洪是順候吉也【仲景云】立夏得洪大脈是其本位也

液汗通皮潤聲言爽氣清

潔古云 此一法是心通汗出聲清是邪氣去而正氣復金不受火邪 仲景云 聲之主其聲商

雲岐云 内經曰腎主液入心為汗知心病傷濕得之内經曰肺主聲入心為言病傷燥得之故言氣清乃金氣也

伏梁秋得積如臂在臍縈

雲岐云 腎邪傳於心心傳於肺秋肺主不受邪却傳於腎腎又不肯受心自受之

順視雜紅色

雜冠其色赤而黄心病順矣何謂順視赤者火也黄者土也火能生土是為順傳 内經曰 得相生則愈矣

凶看瘀血凝
瘀血其色赤而黑心病見則逆也赤者火也黑者水也水能剋火故云凶也是陽病見陰脉者死【内經曰】得相勝則死

診時須審委細察要丁寧
不以診而能知不以問而能知合診而細詳欲尔識病先行診察全行四象神聖工巧闕一不圓爲下工矣

實夢憂驚怖虛翻煙火明
【經曰】上盛則夢飛下盛則夢墮飛則心氣有餘墮則心氣不足又云心氣虛則夢救火陽物得其時則夢燔灼得其時謂夏三月也

秤之十二兩大小與常平

心重十二兩

三部俱數心家熱舌上生瘡唇破裂

心氣通于舌脾氣通于口熱濕相合無所受制故舌生瘡破裂

狂言滿目見鬼神飲水百杯終不歇

肺主聲入心爲言妄聞妄見又曰肺主燥心主熱燥熱相合故多飲水爲之惕飲也黄連瀉心湯主之

又謌曰

心脉芤陽氣作聲或時血痢吐交横

心脉芤積血在胷則吐血心芤干於大腸則瀉血

溢關骨痛心煩燥更兼頭面赤騂騂

溢關脉過魚際也赤騂騂言赤之又赤也

大實由來面熱風燥痛面色與心同

溢則大實併寸口脉大盛其三難之説面熱赧和自解是燥痛面色與心同燥痛者面赤不澤也

微寒虛惕心寒熱急則腸中痛不通

心不務從又傷肺金水來輔金心畏其水故虛惕心寒熱急則腸中痛不通金受火邪澁痛不通也

實大相兼并有滑舌強心驚語話難

此脉是難經累累如環如循琅玕八至曰後自載説

單滑心熱別無病

謂之正邪

濇無心力不多言

妻來侮夫故知不足也

沉緊心中逆冷痛弦時心急又心懸

沉緊者水來乘火此一法正爲反候銅人足少陰經内具載之腎來乘火故心懸如飢也

肝藏謌三首

肝藏應春陽連枝膽共旁

肝屬木而應春旁者宿也膽爲寅主勇斷肝爲卯主慮驚

色青形象木位列在東方

木色青内同于肝開竅于目位主于春

令血榮於目牽筋運爪將

内經曰目得血而能視足得血而能步掌得血而能握指得血而能捻是血盛故能將運物也

逆時生恚怒順候脉弦長

素問云 逆春氣則少陽不發故蘊結而生恚怒移時而發從春氣則肝脉條舒也

泣下為之液聲呼是本鄉

腎主液入肝為泣水通之於目故為之泣肺主聲入肝為呼肝好怒木之性也

味酸宜所納麻穀雁隨粮

脾主味入肝為酸肝好之故言宜所納麻穀者小豆是也

實夢山林樹虛看細草芒

甲剛為木故實夢山林乙柔為草故虛看細草芒

積因肥氣得杯覆脇隅傍

難經載之

翠羽身將吉顏同枯草殃

青而紅子助也肝主色青入心爲赤是木生火故曰吉枯草之色青而白是金來剋木爲鬼賊風燥是也

四斤餘四兩七葉兩分行

肝重四斤四兩左三葉右四葉主藏魂

又謌曰

三部俱弦肝有餘目中疼痛苦弦虛怒氣滿胸常欲

叫翳朦童子淚如珠

經曰肝病善潔面青善怒脉益實而滑如循長竿曰病

又謌曰

肝軟并弦本沒邪

厭厭聶聶如循榆莢曰平

緊因筋急有些些細看浮大更兼實亦痛宜以物遮

肝脉弦洪風衝于目故亦痛而昏

溢關過寸口相應目眩頭重與筋疼

寸口脉弦而緊主頭痛（仲景云）寸脉弦細頭痛是也

乳時眼暗或吐血四支癱緩不能行

浮虛為乳本為肺金傷肝血血少不能養筋故令筋

緩不能自收持

濇則緣虛血散之肋脹脇滿自應知

濇為肺脉金來傷木

滑因肝熱連頭目緊實弦沉痃癖基

浮滑肝受邪沉緊自為痃癖

微弱浮散氣俱離目暗生花不耐看
肝虚無力視物不明謂之微傷
盛浮筋弱身無力遇此還須四躰難
肺金傷其肝木肝弦肺浮不弦知無木也

新編潔古老人註王叔和脉訣卷之二

新編潔古老人註王叔和脉訣卷之三

腎藏詞三首

腎藏對分之膀胱共合宜

腎與膀胱皆曰水也表裏相合津液流通陰陽自得其常又曰味化精精生氣氣和形長腎與膀胱乃曰陰成形耳

潔古云 夫腎藏者當分左右左爲腎右爲命門左右兩藏相對須分水火之氣故曰對分之

王冬身屬水位北定無欺

腎屬水而王於冬位北定無欺腎藏精與志分定而五化盡安北辰萬象拱之人之精完五藏拱之爲平

二經之根本也

兩耳通爲竅三焦附在斯

難經曰 腎氣通于耳耳和則知五音矣三焦附在斯

金匱真言 南方赤色入通于心開竅于耳故腎與三焦皆通于耳

靈樞經云 兩耳者腎之候三焦者手少陽之經也出於耳中耳虛者能聞五音耳乃腎戶此三焦附耳之用

味鹹歸藿豆

腎象水而味鹹藿者藿菜當言豆落離也豆者黑豆也外則味鹹內則雁骨

精志自相隨

精完則志備志備則精完故曰相隨

沉滑當時本

沉爲藏滑爲府寒爲時當冬之時診之沉滑是爲本也

浮攤厄在脾

經曰腎脉上大下銳如鵲之喙曰平反見脾脉浮緩而大來遲而長土勝水也雲岐云腎手文貫脉沉而滑今反浮而緩是土來乘水故在脾難經曰腎脉緩甚脾邪干腎也

色同烏羽吉

腎之色同烏羽者黑而青黑者腎青者肝是水生木爲閉藏者生乃衛經得度之道也

形似炭煤危

炭煤者黑而黃黑者水也黃者土也土來剋水乃七

傳死同

冷即多成唾

腎主液自入為唾腎之積寒多唾故知水溢於主也

焦煩水易虧

腎水不及火來乘之燥熱名曰焦煩張仲景曰陽明燥金身熱目疼鼻乾不得卧故知無水也

奔豚臍下積究竟骨將痿實夢腰難解虛行溺水滑

女子二七經脉行太衝脉盛月事以時下故有子虛則夢溺水滑化渴而見本也腰難解者滯而不通也

一斤餘一兩脇下對相垂

內腎與外腎相通內腎曰水外腎曰木是子母也

又謌曰

三部俱遲腎藏寒皮膚燥澀髮毛乾忽夢鬼神將入
水覺來情思即無歡
燥寒合德　經曰　腎苦燥急食辛以潤之開腠理致津
液通氣辛主潤也然腠理開津液通則肺氣下流○
經曰　寒燥辛熱乃曰桂附燥熱辛涼乃曰消與石膏
故曰通氣也

又詞曰

腎澀慳悶氣象多澀滑并其中有聚散聚散且無憑
腎以堅滑故不能守聚散者或澀或滑無憑矣平當
之從　內經曰　當潔淨府法治之白丁香豬賓子茯苓
澤瀉甘遂皆能治聚散乃潔淨府者也輕粉ㄋ霜硇
砂亦能潔淨府去膀胱中垢膩既毒損宜少用之

實滑小便澁淋痛澁騂騂

脉實而滑水不及火勝之故小便赤澁而淋瀝**八正散**主之騂騂者赤之色過也

脉澁精頻漏恍惚夢魂多

潔古曰脉澁者浮虛而亂男子以亡血失精婦人半産漏下恍惚夢多魂多者男子失精婦人亡血所致也

小腸疝氣逐夢裏涉江河

膀胱主疝氣衰不足則夢涉水

實大膀胱熱小便難不通

尺脉實大者此陽乘陰也實大而浮當下之涼藥過大便因而滯過小便脉浮因過大便小便亦過沉則只利小便沉為伏水也脉實大而浮當下之脉實而

沉當利之也
滑弦腰脚痛沉緊痛還同
皆是水部見肝脉閉痛同原
單勻無病愆
尺寸俱等故知無病
浮緊耳聵聾
腎脉當沉今反浮緊知邪氣在外閉故耳無聞也其脉三部越在肌肉之上詩曰一十二日聵須减耳聾饒腫不開聾邪氣從中欲出

經曰一傳肝二傳膽三傳脾四傳胃五傳腎六傳膀胱七傳心八傳小腸九傳肺十傳大腸十一傳命門十二傳三焦故曰順傳者死也

皮毛

肺藏詞三首

肺藏最居先

注百刻之晝夜住五藏之善惡察六府之安危脉花上用在寅故曰居先

雲岐云手太陰肺經司衛氣最在上乃五藏之華蓋外應皮毛故云先也

大腸通道宣

肺主氣大腸行氣宣通而五藏安氣者血之先又曰氣行則血行氣止則血止大腸共肺宣通血氣經營五藏亦府也

兌為八卦地金屬五行來

兌為七宮屬金經曰共青兆兌為少女金肯者傷也少

女多勞病則寒熱而欬金屬五行牽牽引也引者金
象肺主皮毛**經曰**形寒飲冷則傷肺
皮與毛通應魂將魄共連
木受氣於申肺受氣於寅**經曰**木金關鬲左右相乘
活人書曰推移八卦顛倒陰陽故東金西木南水北
火也
鼻聞香臭辨壅塞氣相煎
內經曰西方白色入通于肺開竅于鼻心榮氣衛外
感寒邪鼻爲不利**經曰**肺氣通于鼻鼻和則知香臭
矣壅塞氣相煎然辯皮毛故鼻塞而氣壅煎者迫也
氣上迫于肺
語過多成嗽

肺主氣語多則氣傷氣傷則發嗽也

瘖浮酒灌穿

酒過則傷脾濕苦熱而能通心心氣盛而損肺內經曰諸痛痒瘡瘍皆屬心火瘖浮于面因色澤而神盛吉也色不澤而命夭也因酒得之

豬膏凝者吉枯骨命難全

白如美玉潤似豬膏色澤而神盛吉也形如朽木狀如枯骨色不澤而神夭凶也命難全者由見如此形色也

靈樞經云肺病色白而光澤白者金也光澤者水也是金能生水故云吉也枯骨之色白而不澤白是金也不澤者內失其水以火熱燥也火來尅金故云命難

金也
本積息賁居乘春右脇邊
肺之積名曰息賁春甲乙日得之
順將浮濇短
肺之本脉秋毛也
反則大洪弦
大洪弦風火勝金弦者木挾火侮金
實夢兵戈競
金盛主殺故
虛行涉水田
弱行喪墓地北方子丑者水田也田野是肺之衰墓
之地故夢或涉水田耳

三斤三兩重六葉散分懸

肺之形似人兩肩二布葉更有數小葉主藏魄也**經**

曰肺其爲相傅之官治節出焉

又詞曰

三部俱浮肺藏風鼻中多水唾稠濃壯熱惡寒皮肉痛顙乾雙淚目酸疼

脉浮是火乘于肺肺熱則鼻中多水風邪乘之唾稠粘如肺不清利治以辛涼壯熱惡寒皮肉痛手足陽明合併經同故自病此證不可發汗利小便但以清上之藥治之而愈

又詞曰

肺脉浮兼實咽門燥又傷大便難且澁鼻內乏馨香

此爲陽結口燥咽乾能食而不大便故鼻無聞也

實大相兼肩毛焦涕唾粘更和咽有燥秋盛夏宜瘥

素問云金六月銜帶六月者未位也迎而奪之抑其盛逆惡取其化源五行之氣皆可迎而奪之機由此也

沉緊相兼滑仍聞咳嗽聲

肺脉沉緊故痰而嗽滑而有力嗽不絶也

微浮兼有散肺脉本家形

肺病得此脉不治而愈

溢出肯中蘊氣泄大腸鳴

經云大腸泄者腸鳴切痛食以寒迫溢者陰務於上故爲不能食而滿痛

弦冷腸中結

脉沉弦不能食而不大便故爲陰冷結也忌寒凉藥
温之其氣自通
乳㬥痛無成
脉浮虚邪氣去出外故知内不痛
沉細仍兼滑因知是骨柔皮毛皆總凝寒熱兩相并
病多寒熱者爲難治服熱藥則消肌肉服凉藥則退
飲食故知肺病久則爲勞多寒熱而難治也

新編潔古老人註王叔和脉訣卷之三

新編潔古老人註王叔和脉訣卷之四

脾藏詞三首

脾藏象中坤

脾己土屬坤與胃相合戊火己土濕之與熱相薰蒸能化五穀成精血分助五藏也

安和對胃門

脾氣和則胃行之脾化之以胃爲五藏之内户六府之樞機胃和是表脾和是裏安和則穀入于胃脉道乃行水入于經其血乃成脾主裏血胃主行氣血氣爲天地

内經曰六戊爲天門六己爲地户天地相合化成萬物也

王時隨四季自與土爲根

四季者辰戌丑未内經曰脾主四末分助四藏氣助天休休者和也德流四正五化齊修

磨穀能消食榮身性本温

脾與胃通於變化消磨穀食獨灌於四藏也榮身性本温者熱則傷胃寒則傷脾不寒不熱以榮于身

應脣通口氣

脾氣通于口口中和則知穀味矣

連肉潤肌臀

臀者亦大肉也大臀肉去而脾死經曰大肉陷則死脾主肌肉故知脾絕死也

形扁才三五膏凝散半斤

經云 脾扁廣三寸長五寸有散膏半斤主裹血也

順時脉緩慢

入式歌云 阿阿緩若春楊柳是也

失則氣連吞

脾藏失則包吞于物 素問曰 脾爲吞象土包容于物歸于內翕如皆受故爲吞也脾弱則氣不接續故頻頻之也

實夢歌歡樂

實則夢與中和則喜

虛爭飲食分

虛則夢取不和則怒

濕多成五泄腸走若雷奔

脾之一藏獨主五泄五泄之法難經載之**經曰**濕勝
則濡泄又曰虛寒相薄而爲腸鳴
痞氣冬々爲積皮黃四肢昏
脾之積名曰痞氣以冬々壬癸日得之
二斤十四兩二斗五升存
胃中水穀常存留穀二斗水一斗五升水穀盡而死

又詞曰

三部俱緩脾家熱口臭胃翻長嘔逆齒腫斷宣注氣纏
寒熱時時少心力
胃熱則牙齒宣爛注氣纏熱在肌肉消布不出寒熱
時時少心力**經曰**傷氣也又曰不能禁毋

又詞曰

安

脾脉實并浮消中脾胃虚口乾饒飲水多食亦肌虚

内經曰二陽結謂之消中手足陽明結爲反胃大腸俱熱結也腸胃藏熱則喜消水穀也

單滑脾家熱口氣々多麄

胃熱氣麄脾胃相連也

濇而非多食食不作肌膚

濇脉而實熱也非多也食無熱而不消穀也

微浮傷客熱來去卜微踈

熱雖發而不能久不時而動過則如故故來去卜微踈知無大熱但其胃胃安則自痊矣

有緊脾家痛乃兼筋急拘欲吐即不吐冲冲未得蘇

有緊脾家痛脾氣乘脾也仲景云腹滿時痛繫太陰

也仍兼筋急拘者少陽也欲吐即不吐則知急拘者章
門爲脾之墓也

苦弦肝氣盛妨食被讒謀
肝來乘脾故知妨食肝主謀慮

大實心中痛如邪勿帶符
仲景云實而痛者桂枝加芍藥湯痛甚者桂枝加大黃湯兆有邪也總病之所作耳

溢關涎出口風中見鷄孤
脾中風邪涎出而不止脾者孤藏也鷄者絆也傷也脾中風之所作耳脾受肝之風邪使孤藏不能消化飲食故云鷄孤也

左右手診脉謌

左右須候四時脉四十五動爲一息指下弦急洪緊時便是有風兼熱極
經云熱即生風是也
忽然睲睲慢沉細冷疾纏身兼患氣
經云冷生氣是也
賊脉頻來問五行屋漏雀啄終不治
如此有失天常之理左右三部十二經動脉止多少五十常数中有動止有吉凶總心脉爲假令四十五動爲一息經云三部者寸關尺九候者浮中沉言半指之前半指之後中是胃各一十五動計四十五動爲一息浮爲衛沉爲榮中有胃者以養五藏神也辛按不及四十五者遲冷也過四十五者数熱也言五

十動者除四十五動外五動通言衛氣也六部七表之説有動止謂之促從八裏之説謂之結以傷寒表裏言之結伏浮結是積聚依難經言之從無病之説代脉者是滴漏雀啄連而有止也

六部脉数通論

雲岐子述

左右手各列五藏六府之位或有至数多而言寒或有至数少而言熱各随部分推其傳變逆順是知不拘数則為熱遲則為寒夫脉乃五行之数各有生成之用相尅之数木得金而伐火得水而滅金得火而缺土得木而衡水得土而絶五藏應五行各有相生相勝之理得相生者愈相勝者死此論若不通五藏交變相傳及虚實逆順無由入此理趣也

左手寸口心部脉訣

左手頭指火之子四十五動無他事

左手寸脉心君火也以君之尊重不屬五行之令行火之令者相火也君主無爲相火代君行令故云火之子

內經曰君火以言相火以位臨十五動取候之法也三十一動忽然沉頓飯忽來還復此春中候得夏須憂夏若得之秋絶脉秋脉如斯又准前冬若候之春必死

本藏十動火生土十動土生金十動餘一動者水之生數也水能剋火害於本藏之氣故云春得夏憂夏得秋絶秋得冬死四時之中皆一時之數應於一也

左手中指肝部脉訣

左手中指木相連脉候還須來一息二十六動沉却來肝藏有風兼熱極

本藏十動木生火十動餘六動者水之成數也水木火三氣相生火木氣全仍不及也木再得六是水相生故知不死乃風熱之極也

三十九動濇匙匙本藏及筋終絶塞

本藏十動木生火十動火生土十動餘九動金之成數金能尅木故云藏與筋相絶塞是死脉也

一十九動便沉沉肝絶未曾人救得

本藏十動餘九動金也不依次第而至木不及也故云絶

左手尺中腎脉訣

左手腎脉指第三四十五動無疾各指下急急動弦時便是熱風之脉候忽然來往慢慢極腎藏敗時須且救此病多從冷變來療之開破千金口二十五動沉即來腎絕醫人無好手努力黃泉在眼前縱在也應終不久

木藏十動水生木十動餘五動土也土剋水故云腎絕二十四動者候矣四者金金生水何由腎絕也

右手寸口肺脉訣

右手頭指肺相連四十五動無憂慮極急明知是中風更看二十餘七度忽然指下來往慢肺冷莫言無大故一朝肺絕脉沉沉染染病卧床思此語十二動而

又不來咳嗽唾膿兼難補髮直如麻只片時痛歸也

應難救護

二十七度者本藏十動金生水十動餘七動火也此三者皆相勝又言一十二動又不來者本藏十動餘二動火之生數也火能尅金故云片時死也

右手中指脾部脉訣

右手第二指連脾四十五動無諸疑急動名爲脾熱極食不能消定若斯欲知疾患多爲冷指下尋之慢極遲吐逆不定經旬日胃氣衝心得幾時

脾乃四時之本也無餘動脉急則爲逆緩則爲順也

右手尺中命門脉訣

右手命脉三指下四十五動不須怕一十九動默然

沉百死無生命絶也指下急急動如弦腎藏有風猶莫治七動沉沉更不來努力今朝應是死

一十九動者本藏十動餘九動金也金能剋木絶君火之源相火無由生矣故云百死無生也

新編潔古老人註王叔和脉訣卷之四

新編絜古老人註王叔和脉訣卷之五

七表脉交變略例論

七表脉者是客邪來傷主乃陰乘陽也其證若身熱惡寒是外陽而内陰見也七表脉但熱而不惡寒者是内外皆陽也七表證自汗惡風却得八裏脉者當用麻黄桂枝各半湯如八裏證自汗惡風得七表脉亦用桂枝麻黄各半湯有汗不惡風者黄耆白朮黄芩湯無汗不惡寒者葱豉湯脉如浮滑而長為三陽禁不可發汗經曰陽盛陰虚汗出而死也仲景曰脉浮當汗三陽當汗者謂陽中有陰夫表者是陽分也脉浮亦陽分也浮脉客陰也故當發汗且陽中有陰

者陽乃榮衛之分客陰自外而入居之故宜耗出而發去之經曰在上者因而越之此說非謂陽中有形跡之陰是陽中客邪之陰居其表也夫三陽之表是三陽標也無形經絡受客陰乃表之表也爲陽中陽分也宜發去客陰之邪故前說陽中有陰當汗者是三陽之裏是三陽本也主有形受邪膀胱與胃是也既受在有形之處唯宜利小便下大便則愈此乃陽中之陰也此說言主前說言客若不窮主客邪正之理必傷人命三陰當下者夫三陰者藏也外有所主內無所受所主者皮毛血脉肌肉筋骨亦無所受者無所受盛也在三陰經絡中有邪者是爲無形乃陰中之陽可汗而已是經絡無形受客邪當發汗去之

爲三陰標之病也三陰本者藏也盛則終歸于胃是有形病也當自各經絡中藥入胃下去之此乃三陰當下也是爲陰中之陰可下而愈此爲主之陰非是客邪之陰也夫客主共論陰中有陽當早下去之者陰中者主也有陽者客邪也言陰經中受陽邪染於有形物中不得出者可下略說八裏乃陽乘陰也其證身凉四肢厥逆熱是外陰而內陽也但寒不熱不渴者是內外皆陰也仲景云厥深熱亦深厥微熱亦微口傷爛亦因發汗得之夫七表八裏發汗吐下治傷寒必當子細論之七表八裏互相交變乃壞證來理脉中一說六脉交變浮滑長爲三陽乃陽中有陰沉諳知爲三陰乃陰中有陽當審察表裏分其內外以

辨虛實治從標本萬舉萬當夫標本者太陽有標本
之化少陰亦然太陽標熱而本寒從此生七表少陰
標寒而本熱從此生八裏太陰標本皆陰少陽標本
皆陽惟陽明與厥陰不從標本從乎中也此牽六氣
之標本也叔和所載者是七表八裏九道脉計二十
四道脉之標本也有皆從標從本從乎中假令太陽
少陰各有標本之化太陽脉浮少陰脉沉此乃浮沉
交內經曰若從標本論之是爲長短交長以發汗短
以下長曰陽明短曰太陰長者陽明當解表利小便
短者太陰當下上鬱則奪之下令無壅礙故長脉發
之短脉下之者是滑與濇交滑居寸而熱濇居尺而
寒滑居尺而熱濇居寸而寒濇脉居尺寸皆損氣血

滑居尺寸皆助陰陽内經曰脉滑曰生脉澁曰死凶是三陰三陽変化表裏略挙数端随脉條下盡窮其理有不盡者於各部脉説内詳之

○論七表脉

一浮　二芤　三滑　四實　五弦　六緊　七洪

○要訣云七表脉者浮芤滑實弦緊洪是也乃左手三部寸關尺受之此七表脉者非謂主位之脉皆客邪之脉也客隨主変也

寸浮則中風　　寸芤則胷中積血

寸滑則嘔逆　　寸實則胷中熱

寸弦則胷中急痛　　寸緊則頭項急

寸洪則熱甚於胷中

○凡此七變或虛或實或補或瀉皆治在上焦此寸脉主上部法天主萬已上至頭之有疾已上乃上部七表也

關浮則腹脹滿　　關芤則腸中積血

關滑則胃寒不下食　　關實則胃中切痛

關弦則胃寒不能食　　關緊則腹中鬱結

關洪則反胃吐食

○凡此七變或虛或實或補或瀉皆治在中焦此關脉主中部法人主胷已下至臍之有疾已上乃中部七表也

尺浮則大便乾澁　　尺芤則小便有血

尺滑則下焦停寒　　尺實則小腹脹小便不禁

尺弦則下焦停水　尺緊則臍腹痛
尺洪則陰絶
○凡此七變或虛或實或補或瀉皆治在下焦此尺脉主下部法地主臍已下至足之有疾已上乃下部七表也左手七表證寸關尺三部各七證三七二十一法也皆客邪隨主變也何爲主脉寸脉浮關脉弦尺脉沉此三者是本位主脉也何爲客脉前説浮芤滑實弦緊洪是也凡言七表者有表壯熱惡寒乃表之表也當發汗壯熱而不惡寒者乃表之裏也壯熱而惡寒爲有表也熱而不惡寒者無表也如無表裏證以**大柴胡湯**下之

一浮者陽也指下尋之不足舉之有餘再再尋之狀如

太過曰浮主咳嗽氣促冷汗自出背膊勞強夜卧不安

按之不足舉之有餘者陰不足陽太過寒則傷形熱則傷氣故熱則傷肺主咳嗽氣促使肺無守護冷汗自出治之宜小柴胡湯主之

柴胡　黄芩去腐　五味子

製半夏各一兩　白芍藥　人參

桑白皮各半兩

右㕮咀每服半兩水二盞生薑七片煎至七分去滓溫服食後

○謌曰

按之不足舉之餘再再尋之指下浮藏中積冷榮中熱欲得生精要補虛

藏中積冷按之不足榮中有熱案之有餘陰不足陽
有餘也治之宜地骨皮散
人參　地骨皮　柴胡
黄耆　生地黄各一兩半　白茯苓半兩
知母一兩　石膏二兩
右㕮咀每服半兩水二盞生薑七片煎至七分去
滓細細温服連夜頻服○生精補虚者地黄圓
○又詞曰
寸浮中風頭熱痛
主脉浮加容脉又浮客主同宫主太陽中風頭痛有
汗脉浮緩桂枝湯無汗脉浮緊麻黄湯風在上焦如
太陽頭痛汗出轉陽明頭痛白虎湯少陽頭痛小柴

胡湯 太陽頭痛 羌活湯

關浮心腹脹胃虛空

潔古云 三尺之童皆知用大黄甘遂而不知脉浮不可下也

雲岐云 主脉弦又加客邪脉浮風寒熱相合致胃中虛空何謂胃虛夫浮脉者風邪也弦者肝脉也以木能尅土致胃中虛空 理中圓 主之風在中焦子能令母實而變爲寒也東垣去乾薑加厚朴陳皮是爲 調中湯

製厚朴　陳皮去白　製半夏各一兩

白术一兩半　人參五錢　甘草炙三錢

右㕮咀每服半兩水一盞生薑七片煎至七分去

滓溫服食前

尺部見之風入肺大腸乾澁故難通

尺部腎脉主沉及見浮脉爲風火所乘肺氣虛而不能生水浮脉行於水中知水反不勝火浮主諸風之脉火部見之是陰虛陽盛之意也風入肺者何也是金水之虛水旣衰弱金無所恃是木火之賊火助木而生風腎氣虛故風入肺肺燥使津液內竭故大腸乾澁而燥內經曰侮所勝已乘所勝也火侮其水而勝其金薄其子而因其母治之以七聖圓風在下焦

檳榔　木香　羌活

川芎　桂各半兩　大黄

郁李仁各一兩

右爲細末蜜圓如桐子大每服三十圓漸加之微

利爲度生薑湯下食後服之

芤者陽也指下尋之兩頭即有中間全無曰芤主淋

瀝氣入小腸

潔古云弦浮無力按之中央空兩邊有曰芤芤主失

血手足太陽皆血多氣少故主病淋瀝氣入小腸脫

血病者皆從太陽之説在寸口則吐血在下則瀉血

在中者綫之

○芤脉在上加減梔子湯

梔子二兩个碎　香豉半兩

先以水二盞煮梔子至七分入豉煮至三五沸去滓

溫服得吐止

○芤脉在下治之宜猪苓散

猪苓　滑石　澤瀉

阿膠炒各等分

右㕮咀每服水二盞先用前四味煎至一盞去滓

後入阿膠化開食前温服

○芤脉在中治之法宜瀉黄散

藿香葉　山梔子仁　甘草各半兩

防風三兩　石膏一兩

右㕮咀水二盞煎半兩細細服無時

○訣曰

指下尋之中且虚邪風逆入小腸居患時淋瀝兼疼

痛大作湯圓必自除

潔古云芤主血凝而不流凡人之十二經絡以應
溝渠是榮衛血氣不散不能盈滿經絡故見芤脉主
淋瀝小便膿及血當大作湯圓也四物湯地黄圓補
之桃仁承氣湯瀉之一云大柴胡湯如秘加大黄

○又詞曰

寸芤積血在胷中

主脉浮客脉芤浮芤相合血積胷中熱之甚也治之
以犀角地黄湯血在上焦

生地黄二兩　黄芩一兩半　黄連一兩
大黄半兩

右㕮咀水三盞秤一兩煎至二盞去滓食後服之

關內逢芤腸裏癰

主脈弦客脈芤弦芤相合積血於腸中是爲先受邪
傳入大腸當用桃仁承氣湯主之血在中焦
又云芤脈在中或吐血生癰治以抵當圓方見下或光黃丸
大黃　水蛭炒焦各半兩　虻蟲三分
右爲細末煉蜜圓如桐子大每服二十圓食後溫
水下以利爲度未利加數服之
尺部見之虛在腎小便遺瀝血凝膿
主脈沉客脈芤沉芤相合積血在下抵當圓抵當湯
主之血在下焦或以加減桃仁承氣湯
桃仁半兩　大黃一兩　甘草一錢半
桂三錢
右㕮咀每服半兩水二盞生姜七片煎至一半去

滓入芒硝三錢化開食後服以利爲度未利再服

又云上焦有血先便後血下焦有血先血後便中焦有血便血齊作用藥上焦食後下焦食前中焦徐下食遠兩飯間也

三滑者陽也指下尋之三關如珠動按之即伏不進不退曰滑主四肢困弊脚手酸疼小便赤澁

仲景曰衛氣前通小便赤澁腰中生氣熱中膀胱又云小便赤澁大便難是爲實熱加減**大柴胡湯**

柴胡　赤芍藥各一兩　枳實

大黄　黄芩各半兩　甘草三錢

右㕮咀每服半兩水二盞生姜七片煎至一盞去滓溫服臨臥以利爲度未利再服

○訣曰

滑脈如珠動曰陽腰中生氣透前腸脛酸只爲生寒熱大瀉三焦必得康

雲岐云大小便赤澁腰中生氣是命門所生其脈流利數而疾大承氣湯主之

潔古云腰中生氣者命門也透前腸者膀胱經也命門三焦陷於前腸故小便不通大便秘澁熱多寒少故宜瀉以辛寒大承氣湯主之

厚朴製一兩　枳實麩炒　大黄各半兩

芒硝三錢

右㕮咀每用水一椀生薑十片先煎厚朴枳實至一盞半再入大黄煎至一盞去滓入芒硝化開千

食後未利次日晚食後服之

又謌曰

滑脈居寸多嘔逆

【雲岐云】主脈浮客脈滑浮滑相合而為嘔逆生薑【半夏湯】主之有往來寒熱者【小柴胡湯】主之寒在上焦【潔古云】經曰氣高者因而越之下者引而竭之中滿者徐下之從內治之以【梔子仁湯】緩者【半夏湯】

製半夏一兩　茯苓二兩

右㕮咀每服半兩水二盞生薑七片煎至一半去滓食後服不嘔吐者止不止者再服

關滑胃寒不下食

主脈弦客脈滑弦滑相合引寒入胃致不能食春夏

平胃散秋冬理中圓主之如有表者小柴胡加桂半
夏湯主之寒在中焦方見下
柴胡　黄芩　赤芍藥各一兩
人參半兩　甘草炙三錢　桂四錢
右㕮咀每服半兩水二盞生姜七片煎去滓溫服
尺部見之臍似水欲水下焦聲瀝瀝
主脉沉客脉滑沉滑相合寒結膀胱附子四逆湯主
之寒在下焦
炮薑　炮附子各半兩　白朮一兩
甘草三錢　桂七錢
右㕮咀每服半兩水二盞煎至一盞去滓溫服食
前服

四實者陽也指下尋之不絶舉之有餘曰實主伏陽在內脾虚不食四躰勞倦

○詞曰

實脉尋之舉有餘伏陽蒸內致脾虚食少只緣生胃壅温和湯藥乃痊除

潔古云脾脉本緩反得客脉實緩實相合主胃中有熱故脾氣温反實而不食也食少氣不宣通故爲胃壅上出膿血是也一云氣寒則不宣通温即流行伏陽者藏熱于內脾熱而食少經云胃中虚熱多生癰腫治之以藿香半夏散

藿香葉　製半夏各一兩　丁香半兩

右爲細末每服三錢水一盞半生姜七片煎至一

盞去滓稍熱服食前

云岐子云脾受熱而反虛故不能食溫和湯藥乃平

胃散是也

○又訶曰

實脉關前胃熱甚

主脉浮客脉實浮實相合陽氣有餘胃中熱甚涼膈

散主之實在上焦

山梔子仁一兩　連翹　黃芩各二兩

大黃半兩　薄荷一兩半

右爲麄末每服半兩水二盞同竹葉七片煎至一

盞去滓入蜜少許食後服

當關切痛中焦恁

主脉弦客脉實弦實相合熱在胷中可用調胃承氣
湯實在中焦
尺脉如繩應指來腹脹小便應不禁
主脉沉客脉實沉實相合沉勝實則是水勝火也乃
主勝客乾姜附子湯主之實勝沉則是火燥去水乃
客勝主也大承氣湯主之此二證俱小便不禁實在
下焦一云朮附湯主之亦主勝客也
白朮一兩　附子炮半兩　甘草炙二分
右㕮咀每服半兩水一大盞半煎至一盞去滓溫
服食前
五弦者陽也指下尋之不足舉之有餘狀若箏弦時時
帶數曰弦主勞風乏力盜汗多生手足酸疼皮毛枯槁

弦脈五藏俱傷蓋木尅土故也

詞曰

弦脈為陽狀若弦四肢更被氣相煎三度解勞方始退常須固濟下丹田

其脈如箏弦緊而急主四肢相煎木旺土衰四肢者辰戌丑未四末也土位也固濟丹田者八味圓是也又云木多損土久傷肌肉漸似成勞左傳曰風淫末疾固濟丹田為養血從脾言之

○又詞曰

寸部脈緊一條弦胷中急痛狀繩牽

主脈浮客脈弦浮弦相合胷中急痛屬少陽以小柴胡湯和之弦在上焦

関中有弦寒在胃
主客脉俱弦知木氣有餘致寒氣大實於胃中附子理中圓主之弦在中焦
下焦停水滿丹田
主脉沉客脉弦沉弦相合風寒氣有餘下焦停水以朮附湯主之弦在下焦
六緊者陽也指下尋之三関通度按之有餘舉指甚數狀若洪弦曰緊主風氣伏陽上衝化爲狂病
此太陽少陽相合主伏陽上衝化爲狂病治之法宜以黄連瀉心湯
黄連　生地黄　知母各一兩
黄芩二兩　甘草半兩

右㕮咀每服半两水一盞半煎服

○詞曰

緊脉三關数又弦上來風是正根元忽然狂語人驚怕不遇良醫不得痊

潔古云此是三陽合病緊数太陽也弦多少陽也狂言陽明也故實則讝語

雲岐云其脉緊洪而實陽氣有餘之家主熱即生風發作狂語可用**小承氣湯**主之

生地黄一两半　黄芩　山梔子仁各　两

大黄半两

右㕮咀水煎一两以利為度

○又詞曰

緊脉關前頭裏痛

主脉浮客脉緊浮緊相合諸頭痛皆屬三陽太陽頭痛羌活湯主之必愈入府大承氣湯下之少陽頭痛在經小柴胡湯主之入府小承氣湯下之陽明頭痛在經白虎湯治之愈入府調胃承氣湯下之其脉弦而頭痛者内外也大柴胡湯主之緊在上焦

到關切痛無能動

主脉弦客脉緊弦緊相合太陰受邪脾中切痛治之以芍藥湯

赤芍藥二兩　甘草半兩　桂三錢

右㕮咀水煎一兩加生薑七片煎服如實痛加大黄或大承氣湯蕩滌而用之緊在中焦

隱指發寒參入尺來纏結遶臍常手捧

主脉沉容脉緊沉緊相合遶臍痛者太陰與桂枝芍

藥湯不已是寒濕在脾腎也朮附湯主之緊在下焦

桂一兩　芍藥　甘草炙各半兩

右㕮咀每服一兩入生薑棗煎服

七洪者陽也指下尋之極大舉之有餘曰洪主頭痛四

肢浮熱大腸不通燥糞結澁口乾遍身疼痛

素古云此乃是正陽陽明身熱目痛鼻乾不得卧則

知病在陽明經也洪脉者按之實舉之盛洪者陽太

過陰不及主頭痛四肢熱大便難小便赤澁夜卧不

安治法陽證下之則愈如不下之隨證虛實有大承氣

湯有小承氣湯有大柴胡湯桃仁湯隨證用之此證

有兩議或按之無舉之盛當解表不可下經言脉浮不可下下之則死脉沉當下下之則愈脉浮爲在表脉沉爲在裏

○詩曰

洪脉根源本是陽遇其季夏自然昌若逢秋季及冬季發汗通腸始得涼

潔古云其脉舉按皆盛本爲相火之象發汗從表通腸從裏從表宜麻黃湯從裏宜大承氣湯麻黃湯見下

麻黃　芍藥各一兩　葛根一兩二錢

豉一百粒　葱白三莖

右㕮咀每服一兩水二盞生薑七片煎至一半去滓溫服無時以得汗而解無汗再服

又云仲景謂身體疼痛立夏得洪大脈知其病瘥也
通腸七宣圓七聖圓大柴胡大承氣可選而用之

○又詞曰

洪脈関前熱在胷

主脈浮客脈洪浮洪相合熱結於胷中涼膈散加減
用之或連翹湯主之

連翹二兩　柴胡　當歸
生地黄　赤芍藥各半兩　黄芩一兩
大黄三錢
右㕮咀一兩水煎服之洪在上焦

到関翻胃幾千重

主脈弦客脈洪弦洪相合胃熱不停食而吐以酸苦

藥除之或和之以**調中湯**

大黃比服藥減半　葛根　黃芩

芍藥　桔梗　茯苓

藁本　白术　甘草炙各等分

右㕮咀水煎一兩服不拘時候日二三服洪在中焦如秋冬寒在胃中不可用春夏可用胃中有餘熱也**又云**熱在胃者用涼藥不可速也胃化火沖出其食諸逆衝上皆屬於熱食不得入俗言熱吐是也

更向尺中還若是　小便赤澁脚痠疼

潔古云洪在尺中陰不及陽也內經曰至從下上先損腎肝故小便赤澁骨痿筋緩

雲岐云主脉沉客脉洪沉洪相合小便赤澁閉塞不
通澤瀉散主之
澤瀉　赤茯苓各半兩　山梔子仁
桑白皮各一兩
右㕮咀水煎一兩服得小便利爲度不除者腎氣
下痛可用大柴胡加大黄下之淤在下焦
○凡此七表雖名陽脉有用熱藥者何答云陽中有陰
故也通上中下二十一道脉證用藥法者七表之
病在於上下調之上下在中者和之於中辯其脉
證知其主客用仲景之藥無不效也又曰七表脉
春夏得之爲順秋冬得之爲逆

新編潔古老人註王叔和脉訣卷之五

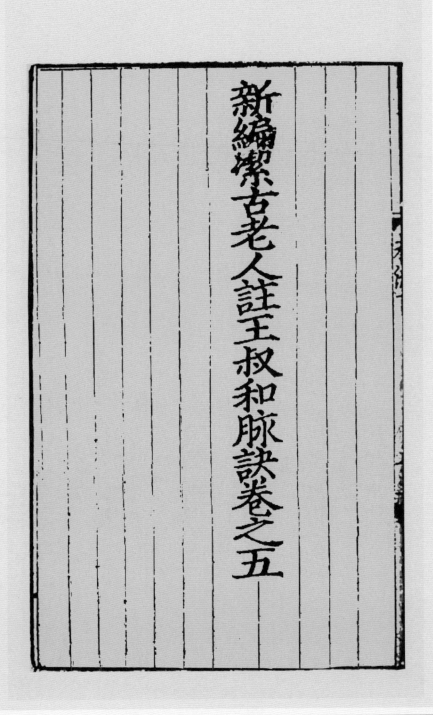

新編潔古老人註王叔和脉訣卷之六

八裏脉交變略例論

雲岐子述

夫八裏脉者乃右手三部寸關尺受邪者也陽乘陰也是微沉緩濇遲伏濡弱八裏脉也有裏之表乃三陰經絡總稱標之名也有裏之裏者乃三陰之本脾腎肝總稱之名也且三陰標者爲陰中之陽本者爲陰中之陰也盛則歸於胃土乃邪染有形故裏之表是陰中之陽當瀆形以爲汗宜發之主宜緩裏之裏是陰中之陰分也當急下之客宜急是知諸中客邪當急諸主自病當緩前說七表乃春夏具三陽之說八裏乃秋冬具三陰經也論及交錯生疾得本位以

常法治中互相為病當推移所在主客相合脉證依緩急治之假令惡寒者裏之表也當與麻黄附子細辛湯緩發之是潰形以為汗也如不惡風寒而反欲去衣身凉面目赤四肢逆数日不大便小便赤澁引飲身靜重如山讝語昏冒脉沉細而疾数者是足少陰經反受火邪也是裏之裏病乃陰中之陰陽邪也此客邪當速急下去之以大承氣湯除之今將七表脉有下者八裏脉有汗者七表脉有汗者八裏脉有下者此四論為古今之則於七表脉論八裏脉論内交互説之更有脉與證相雜之法當取仲景内桂枝脉得麻黄證或麻黄脉得桂枝證迺用麻黄桂枝各半湯如桂枝證二停麻黄證一停當用桂枝二麻黄

一湯法或麻黄證二停桂枝脉一停當用麻黄二桂枝一湯法更有麻黄脉桂枝證取脉爲主脉便爲二停證爲一停用麻黄二桂枝一湯治之或桂枝脉麻黄證亦脉爲二停證作一停用桂枝二麻黄一湯治之大抵聖人謂脉者司人之命故以脉爲主多從脉而少從證也至此脉證交互二法是不合全從於脉亦不合不從於證如合證當兩取之如證在交變法中只合從脉不從證也然亦不拘亦當臨時消息傳受遍從元證來理所投去處及天之時令且七表有下者爲内外皆陽緩下八裏有汗者爲内外皆陰緩汗七表有汗者爲外陽而内陰急汗八裏有下者爲内陽而外陰急下故素問論標本之化立四因之法

爲此一說也表裏標本之化七表論内說之

論八裏脈

一微　二沉　三緩　四濇　五遲　六伏　七濡　八弱

潔古子云　八裏脈者微沉緩濇遲伏濡弱是也乃右手三部寸關尺之此八裏脈乃客邪之脈非主位之脈夫三部主脈者寸濇關緩尺數是也此皆主隨容变也

寸微則陽虛　寸沉則陰中伏陽胃中痰

寸緩則太陽中濕　寸濡則衝氣虛

寸遲則陰溢於上　寸伏則胃中積氣

寸濡則多自汗　寸弱則陽氣虛微

凡此八裏皆虛於上或盛或衰或補或瀉皆治上

焦乃上部八法也

関微則氣結於心下　関沉則心下痛

関緩則腰痛難伸　関濇則血散而難停

関遲則粥漿不入　関伏則腸澼瞋目

関濡則少氣精神散　関弱則胃氣踈

○凡此八者或虚或實或補或瀉皆治在中焦乃中部八法也

尺微則臍下有積　尺沉則腰脚重

尺緩則飲食不消　尺濇則逆冷傷血

尺遲則寒甚於腰脚　尺伏則飧泄穀不施化

尺濡則骨肉不相親　尺弱則陰氣内絶

○凡此八者或虚或實或補或瀉皆治下焦乃下部

八法也右手寸関尺三部八裏客邪證每一部八證三八二十四證通前七表總四十五法矣此八裏脉法并治皆主隨客變何為主脉寸濇関緩尺數此三者本位主脉也何為客脉上說微沉緩濇遲伏濡弱此不及為損脉也

一微者陰也指下尋之往來極微再再尋之若有若無曰微主敗血不止面色無光

微脉法象秋冬在陰為慘陰太過陽不及是血不能守水勝火也血不止者治之宜香芎湯

香附子一兩　當歸　白芍藥各二兩

芎半兩

右為麄末水煎一兩食前服

訣曰
指下尋之有若無漩之敗血小腸虛崩中日久爲白帶漏下多時骨木枯

此腎氣有餘命門不足當補命門命門者男子藏精女子繫胞崩中白帶者命門敗也經水崩中謂之骨木枯治婦人伏龍肝散主之是爲血不能守水勝火也又云血去精亡筋骨皆損骨空而無髓骨不從於筋筋骨損而形枯也經曰陰成形養血補虛宜當歸芎藭湯主之

當歸　白芍藥　熟地黄各一兩
乾薑半兩

右㕮咀水煎一兩食前服

又訶曰

微脉關前氣上侵

陽虛内氣上衝經曰冷生氣主脉澁客脉微澁微相合逆氣上侵可用葛氣散主之微在上焦又方肺氣上衝當以補肺散主之又治勞嗽

阿膠一兩半　甘草三錢　黍粘子二錢半

馬兜苓半兩炒　杏仁去皮尖七个

右為麄末水煎半兩食後溫服加糯米煎更妙又匀氣散治不足

當開鬱結氣排心

主脉緩客脉微緩微緩相合太陰虛痞匀氣散主之補肺散亦可微在中焦

尺部見之臍下積身寒飲水即呻吟

主脉数客脉微数微相合陰盛陽虛治之以二氣丹

微在下焦**歌云**脉微飲水呻吟者陽虛也治之以八

味丸呻吟者困重形於外也

二沉者陰也指下尋之似有舉之全無緩度三關狀如

爛綿曰沉主氣脹兩脇手足時冷

虛氣冲心悶而不痛乃曰虛痞建胃**理中湯**　**建中湯**

兼之手足冷治之以**八物湯**

當歸　白术　人參

乾薑各一兩　附子炮去皮　白芍藥

桂各半兩　丁香三錢

右㕮咀水煎一兩不拘時候

詞曰

按之似有舉還無氣澁三焦藏府虛冷氣不調三部壅通腸建胃始能除

沉者陰也壅者虛結也言通腸者溫也局方溫白圓主之建胃者理中湯主之

又詞曰

寸脉沉兮胷有痰

主脉濇客脉沉濇沉相合留滯胷中变爲痰實治以化痰玉壺圓中加雄黄或半夏圓

半夏一兩湯洗焙 雄黄三錢研

右爲末生薑汁糊圓如桐子大每服三十圓至五十圓生薑湯下食後沉在上焦

當関氣短痛難堪
主脉緩客脉沉緩沉相合胃中有寒即痛可以止痛
圓或橘皮半夏湯主之
陳皮去白三兩 半夏製 枳殼炒去穰各一兩
白朮半兩 茯苓半兩 桂半兩
右㕮咀每服一兩生薑七片水煎食前沉在中焦
若在尺中腰脚重小便稠數色如泔
主脉數客脉沉數沉相合客勝主也寒氣有餘命門
三焦敗而虛故小便如泔八味圓中加桂附治之一
法用黄耆圓主之沉在下焦
五緩者陰也指下尋之往來遲緩小於遲脉曰緩主四
支煩滿氣促不安

證在太陽風傷衛當服桂枝湯一云主四肢煩滿氣促不安枳术湯主之

白术 一兩　枳實 麸炒　甘草 各半兩

右㕮咀入生薑七片水煎半兩食後温服

詞曰

來往尋之狀若遲腎間生氣耳鳴時邪風積氣來衝背腦後三針痛即移

太陽中風脉緩頸項強急不得轉側可鍼風池風府浮白穴則痛移也可用桂枝湯主之若緩大者屬脾

緩脉關前搐項筋

主脉濇客脉緩濇緩相合風邪傷衛項筋緊急可用桂枝湯不已葛根湯主之或羌活湯緩在上焦

羌活　升麻　黄芩

葛根　石膏各一两　防風

麻黄去節湯浸焙乾　藁本　蔓荆子

細辛各半两

右㕮咀每服一两入生薑七片水煎温服無時

當関氣結腹難伸

主脉多脉俱緩脾濕大勝胃中大虛七氣湯主之

半夏製一两　人參　官桂

甘草炙各半两

右㕮咀每服一两生薑七片煎服無時不已復煎

服　蒼术四两去皮泔浸水一椀煎取二大盞去

滓入白术桂芍藥茯苓各二錢再煎取一盞服不

已再服或建中汤主之腹难伸者温白圆主之缓

在中焦

尺上若逢癥冷结夜间常梦鬼随人

主脉数客脉缓数缓相合反为寒病宜桂枝汤加乾

薑汤治之

桂枝一两　白芍药　乾薑各半两

甘草炙四钱

右㕮咀加生薑枣煎杀不已用半硫圆缓在下焦梦

鬼者三焦虚气神不守故也如不用白芍药用白

术亦得

四濇者阴也指下寻之似有举指全无前虚后实无复

次第四濇主遍身疼痛女子有孕胎痛无孕败血为病

詞曰

濇脉如刀刮竹行丈夫有此號傷精婦人有孕胎中痛無孕須還敗血成

濇主亡血失精婦人孕病或帶下赤白或敗血聖惠方烏金散治敗血局方四物湯地黄圓失精權道藥龍骨圓主之

龍骨　苦練子各二兩

右為末醋糊圓如桐子大空心温酒下三五十圓

又云亡血失精半産漏下俱宜用酒煮當歸圓方出二十五論

濇脉關前胃氣并

濇脉是虛氣血俱傷金有餘須傷萬物王脉與客脉

俱濇是肺金有餘故并於上治之以勻氣散或利膈圓桔梗湯濇在上焦

桔梗一兩　半夏製半兩　陳皮三兩

厚朴製一兩　枳實麩炒半兩

右㕮咀每服半兩食後水煎生薑服

當關血散不能停

主脉緩客脉濇緩濇相合故曰血散可用溫經圓如胃不和調中圓濇在中焦

尺部如斯逆逆冷躰寒臍下作雷鳴

主脉數客脉濇數濇相合陽氣內陞陰氣有餘故為逆冷治之濇在下焦以單澄茄散或用五補圓亦得

人參　茯苓　地骨皮

熟地黃　牛膝去苗各一兩酒浸

右蜜圓桐子大每服三十圓溫酒下空心稍增至五十圓服至十日及半月覺氣壅即服七宣圓經數日覺氣散即服五補圓凡人所疾皆因風不宣散即成壅緩熱風若氣不流行即成痃癖冷氣轉生諸疾尋其本由都為不閑將理覺虛則補覺壅則宣常須五補七宣必相兼服之久服去百病長生也

五運者陰也指下尋之重手乃得隱隱曰遲主腎虛不安五遲本土也當做此一脉為時勝故長夏勝冬是土勝水衰當如經說

詞曰

遲脉人逢狀且難過其季夏不能痊

遲陰也季夏陽也此謂爲失時反候陽盛陰虚治之宜瀉心肺補腎肝瀉心者(導赤散)補腎者(地黄圓)

神功診着知時候道是脾來水必乾

季夏見遲脉是土尅水也故不能痊

又詞曰

寸口脉遲心上寒

主脉濇客脉遲濇遲相合土陰之勝故爲心上寒治之以(橘皮圓)不已與(术附湯)

白术　附子炮去皮臍各一兩　乾薑炮

桂各一兩

右㕮咀如法煎一兩食前服遲在上焦

當關腹痛飲漿難
主脉緩各脉遲緩遲相合腹中痛甚桂枝加附子湯
桂　附子炮各二兩　甘草三錢半
右㕮咀依法煎服或理中圓脉同以附良圓遲在
中焦
流入尺中腰脚重厚衣重覆也嫌單
主脉数多脉遲数遲相合水能尅火陰氣盛可用附
子理中圓遲在下焦
六伏者陰也指下尋之似有呼吸定息全無再再尋之
不離三關曰伏主毒氣閉塞三關四肢沉重手足自冷
主伏脉伏行於筋下氣伏于内
謌曰

陰毒伏氣切三焦不動榮家氣不調不問春秋與冬夏徐徐發汗始能消

經曰漬形以為汗麻黄附子細辛湯或秋冬以升麻湯春夏以麻黄湯 當緩與之經曰陰盛陽虛汗則愈

積氣胸中寸脉伏

主脉濇客脉伏濇伏相合主胸中積氣治之以四香圓或加減烏白圓 伏在上焦經曰濁氣在上則生䐜脹

當關腸澼常瞋目

主脉緩客脉伏緩伏相合主中焦氣聚而不散乃風濕之氣故腸澼瞋目治以五膈寬中散

白豆蔻一兩 縮砂仁 青皮

陳皮去白 丁香各二兩 木香一兩半

香附子炒八兩　厚朴製八兩　甘草炙一兩半

右爲細末每服三錢白湯點服無時清上實下如發之用羌活湯前藥不已然後用此伏在中焦一云血散則腸癖不散則瞋目

尺部見之食不消坐臥非安還破腹

主脉數客脉伏數伏相合伏邪勝寒之甚而不能化食故破腹坐卧不安治之以生薑棗湯一名四白湯

白朮一兩　黃耆　茯苓

白芍藥各半兩

右爲麄末每服半兩入生薑棗煎服不已養脾圓伏在下焦經曰清氣在下則生飧泄藏不藏矣

七濡者陰也指下尋之似有再再還來按之依前却去

曰濡主少力五心煩熱腦轉耳鳴下元極冷

訶曰

按之似有舉之無髓海丹田定已枯四體骨蒸勞熱

甚藏府終傳命必殂

髓者腎之主四體骨蒸者腎氣衰絕終傳者七傳也

土來尅水必殂也

又訶曰

濡脉關前人足汗

主脉濇各脉濡濇濡相合肺氣虛也而衛不能固于

榮故多汗桂枝湯主之濡在上焦

當關氣少精神散

主脉緩客脉濡緩濡相合精神散失乃氣衰弱也治

之以定志圓或四君子湯加茯神濡在中焦至此難
治也
尺部綿綿即惡寒骨與肉踈都不管
主脉数客脉濡数濡相合主骨痿不能起於床五損
至骨俱盡故不治
八弱者陰也指下尋之如爛綿相似輕手乃得重手稍
無快快不前曰弱主氣居表生産後客風面腫
氣弱多傷也
訶曰
三関怏怏不能前只爲風邪與氣連少年得此須憂
重老弱逢之病即痊
脉若爛綿者陽氣弱也以應秋毛之脉氣弱多傷快

快者輕手乃得不前者重手稍無是也少年得此須憂重者乃春夏也此時當洪大而有力今反無力而不前故憂其重也是春夏爲逆秋冬〻爲順老弱逢之病却痊老弱者乃秋冬〻也秋冬〻脉當浮毛故爲順

又詩曰

關前弱脉陽道虚

主脉濇客脉弱濇弱相合陽氣虚也治之以五補圓爲久補四逆湯急治之

關中有此氣多疎

主脉緩客脉弱緩弱相合胃氣内虚故氣多踈散治之以益黄散益胃散選用之弱在中焦

若在尺中陰氣絕酸疼〻引變上皮膚

主脉数客脉弱数弱相合主下部損腎氣内絶既陰
絶陽盛疫引於皮膚是三焦無陰鎖撫離其原也氣
已損於肺無法可治也
已上(七表)是春夏具三陽之説(八裏)是秋冬具三
陰之説反交錯生疾得本位常治素問曰得神
者昌失神者亡使令血氣各守本鄉也

新編潔古老人註王叔和脉訣卷之六

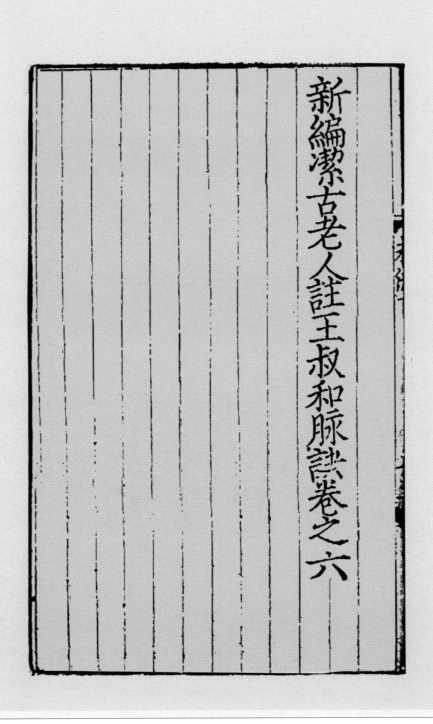

新編潔古老人註王叔和脈訣卷之七

論九道脈法

一長（乾）大腸　二短（坤）脾　三虛（離）心　四促（坎）腎　五結（兌）肺
六代（中）土　七牢（震）肝　八動（艮）小腸　九細（巽）膀

潔古云　九道脈者從天地九數之理説也經曰善言天者必有應於人是以天有九星地有九州人有九藏亦有九野故立九道脈以應天地陰陽之法也以長爲乾清陽發腠理以短爲坤濁陰歸六府以虛爲離心中熱則血衰以促爲坎脈進則死退則生以結爲兌發在臍傍以代爲中土主上中下三元正氣以牢爲震前後有水火相乘之氣以動爲艮主血山衰

敗以細為槩主秋金有餘此九道脉以應九宮九藏
之法也
【長】若陽也指下尋之三関如持竿之狀舉之有餘曰
長過於本位亦曰長主渾身壯熱夜卧不安
【潔古云】長法乾此陽明脉故尺寸俱長故身熱目疼
鼻乾不得卧當汗陽化氣也
詞曰
長脉迢迢度三関指下時來又却還陽毒在藏三焦
熱徐徐發汗始能安
【要訣云】陽毒在藏何由言發汗非在五藏之本陽毒
之氣在五藏之標何為五藏之本肝心脾肺腎是也
何為五藏之標皮毛血脉肌肉筋骨是在此藏也本

以其在五藏之標故徐徐發汗若爲在標之深遠也急則邪不能出發之以升麻湯發在陽明標一法加羌活麻黄中治法以地骨皮散治渾身壯熱

地骨皮　茯苓各半兩　柴胡

黄芩　生地黄　知母各一兩

石膏二兩

如自汗已多加知母㕮咀入牛蒡煎此法在五藏之標是皮毛血脉肌肉筋骨之中故徐徐發者汗之緩也

短者陰也指下尋之不及本位曰短主四肢惡寒腹中生氣宿食不消

短發坤腹中有宿食當下之短下陰成形陰不化穀也

短脈陰中有伏陽氣壅三焦不得昌藏中宿食生寒
氣大瀉通腸必得康
宿食生寒氣何由通腸謂陰中伏陽故也使三焦之
氣不得通行於上下故令大瀉通腸使三焦之氣宣
行於上下故用巴豆動藥也外藥隨證應見使之此
在長短脈交論內細說之病久宜白圓新病宜息丹
三虛者陰也指下尋之不足舉之亦然曰虛主少力多
驚心中恍惚小兒驚風
虛法虛脈者爲火也中虛之象心主血也血虛則
脈息難成發驚風治以鎮心圓
恍惚心中多悸驚三關定息脈難成血虛藏府生煩
熱補益三焦便得寧

恍惚者陽主動之貌脈難成往來之象煩熱者血虛也欲令氣血實故補益三焦命門以助令神之氣也是以男子藏精婦人繫胞宜以加減柴胡湯主之

柴胡去蘆　黃芩各一兩　地骨皮
人參　知母　半夏製
茯苓各半兩　甘草二錢炙　白芍藥八錢

右㕮咀每服一兩生薑水煎久疾虛煩不得眠酸棗仁湯治之

四促者陽也指下尋之極數併居寸口曰促漸加即死漸退即生

促脈象坎主中盛滿之象遇坎而退則是脈八九至併寸口漸漸退則活退則陰生逆之促而散也一二云

促者熱數併居寸口陽太過陰不及也

訣曰

促脉前來已出關常居寸口血成班忽然漸退人生
也若或加時命在天

升多而不降前曲後居如操帶鉤曰死漸退者以陽
得陰則解加進之者獨陽脫陰故知命在天也

五結者陰也指下尋之或來或往聚而却還曰結主四
支氣悶連痛時來

結脉象從金動而有止曰結應脉中之右傍故曰結
聚也血留而不行氣滯而不散脚主四肢結而不通
故悶痛

訣曰

積氣生於脾藏傍大腸疼痛陣難當只宜稍瀉三焦
火莫謾多方立紀綱

主氣是三焦之氣旺於脾藏之傍脾受濕而反熱傳
至大腸故發疼痛乃大腸金受三焦火邪故入大腸
若瀉三焦火邪則愈其悉用寒藥急攻當緩緩下之

【代】者假也指下尋之動而復起再再不能自還曰代
主形容羸瘦口不能言

不因病而羸瘦脉有止曰代代真死脉也若暴損氣
血以至元氣不續而止可治以【人參黃耆湯】

人參　白茯苓　熟地黄
甘草炙　地骨皮各半兩　黄耆
白芍藥　桔梗　天門冬

半夏製　當歸各一兩　陳皮去白二兩

右㕮咀入生薑十片水煎一兩去滓食前服滋養血氣調和榮衛和順三焦通行血脉若傷寒代者炙甘草湯

訣曰

代脉時時動若浮再而復起似還無三三元正氣隨風去魂魄冥冥何所拘

浮甚陽太過沉甚隂太過浮甚八至九至死在外沉甚一至二至死在內代脉居中土之象生三三元正氣代者似有似無曰代風邪害於腑故云正氣隨風去

七牢若隂也指下尋之即無按之却有曰牢主骨間疼痛氣居於表

牢脉象震其脉不來不往曰牢其性緊而急前後水火相乘之象水能剋火得相勝則死

訣曰

脉入皮膚骨髓內難明時時氣促在胸前只緣水火相刑剋欲待痊除更問天

牢者木也前後有水火相乘之象以牢爲陰助水剋火故云命在天又云水火併於胸寒熱發於表此爲牢脉

入動者陰也指下尋之似有舉之還無再再尋之不離其處不往不來曰動主四肢虛勞崩中血痢

動脉象艮山也不來不往曰動山止之貌動而不移也崩中血痢治之以赤石脂**禹餘粮湯**赤石脂圓亦

主之

謌曰

動脉根源氣主陰三關指下碇沉沉血山一倒經年月

志士名醫只可录

以衛爲榮榮爲根血去則根亡根亡則榮凋此脉寸

有尺無絶無根此尺脉第三同斷病也宜（內補湯）出

元戎方　一云動主血敗不止面色無光治之宜養血

氣（八物湯）

當歸　白芍藥　熟地黄

白术各一兩　人參　乾姜炮

茯苓　桂各半兩

右㕮咀每服一兩生姜七片水煎食前服

（九細）若陰也指下尋之細細似線來往極微曰細主脛酸髓冷乏力泄精

腎無所養陰不榮於上陽不榮於下陰陽不相守乏力無精治法春夏（地黃圓）秋冬（八味圓）主之

訣曰

乏力無精脛裏酸形容憔悴髮毛乾如逢冬季經霜月不療其病必自痊

細脉象是風也為木風生髮陽氣內不潤於皮毛致毛髮乾至秋則失時秋氣平故不療自愈此諸陽發於春夏諸陰發於秋冬吉也（普濟回香圓）主之

新編潔古老人註王叔和脉訣卷之七

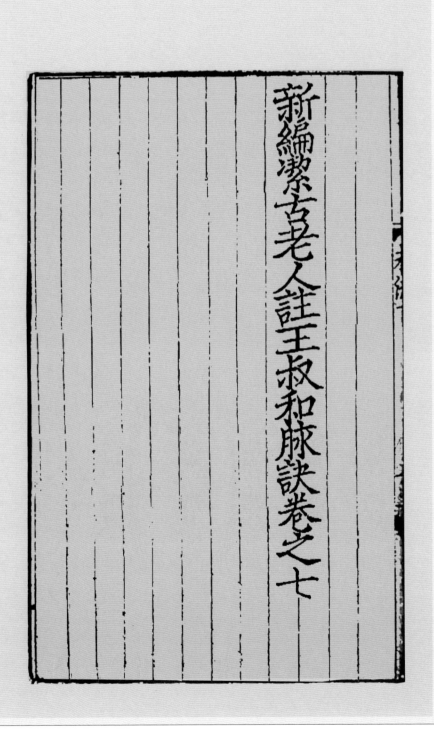

新編潔古老人註王叔和脉訣卷之八

診雜病生死候訣

潔古云診脉多少得五十動數少則爲促多則爲長

診四時五行相尅相生有餘不足身病爲時以脉爲令虛實邪正與五藏之說

此法隨四時王氣診之春左關夏左寸秋右寸冬左尺當隨四時診之先絶其母次絶其子又絶其妻又絶其子木藏一年而止凡死皆以鬼王時日爲期也

五十不止身無病

每藏各得本數則安

數内有止皆知定四十一止一藏絶却後四年多殁命

假令肝脉四十一止腎藏先絶四年後必死者爲絶
母也
三十一止即三年二十一止二年應十五一止一年
殂以下有止看暴病
三十動一止肺絶三年後死矣二十動一止心絶二
年後死矣暴卒也
診暴病訶
兩動一止或三四三動一止六七死四動一止即八
朝以此推排但依次
難經曰假令脉結伏者五藏之所積浮結者六府之
所聚結伏浮結爲五積六聚脉爲病脉非死脉也代
脉者死脉此傷寒論促結爲表裏雜病之說脉來緩

時一止復來名曰結邪在裏脉來數時一止復來名

曰促邪在表外無癰疾內無積聚又不病傷寒無表

裏證脉有動止名曰代代者真死脉也

又謌曰

健人脉病號行尸

經曰脉病人不病者死非有不病者也謂息數不應

脉數此大法也

病人脉健亦如之

其法有一二生者何也病人脉一息四至五至得合

天度而不失常經曰往來息勻踝中不歇雖困無能

為患故曰生形羸脉盛得八九至穀不入胃者死也

長短瘦肥並如此細心診候有依稀

長者肝也短者肺也肥者心也瘦者腎也細心診候察四時之脉也以長得短脉肥得瘦脉皆爲逆也

診四時病五行相剋脉訣

時脉同論金匱眞言曰得四時者春勝長夏風勝濕長夏勝冬濕勝寒夏勝秋熱勝燥秋勝春燥勝風冬勝夏寒勝熱此謂時勝也弦勝緩緩勝沉沉勝洪洪勝濇濇勝弦此五行相剋脉也

春得秋脉定知死死在庚申辛酉裏

秋勝春燥勝風濇勝弦木死庚申辛酉者居家尚病況行至鬼旺之地經曰厥陰病庚日篤辛日死餘皆倣此

夏得冬脉亦如然還於壬癸爲期不爾

通真子云夏脈屬火冬脈屬水壬癸又屬水水剋火

故為逆也

嚴冬診得四季脈戊巳辰戌還是厄

冬脈屬水四季脾脈屬土戊巳辰戌又屬土土剋水也

秋得夏脈亦同前為緣丙丁相刑剋

秋脈屬金夏脈屬火丙丁又屬火火剋金也

季月季夏得春脈剋在甲寅應病極直逢乙卯亦非

良此是五行相鬼賊

脾屬土土旺在四季春脈屬木甲寅乙卯又屬木木

剋土也

診四時虛實脈歌

紫古云實者子能致鬼虛者母引鬼剋巳巳既受剋

妻亦侮之

春得冬脉只是虚

左関沉弦是虚

兼令補腎病自除

虚則補母益源

若是夏脉縁心實還應瀉子自無虞夏秋冬脉皆如是在前為實後為虚春中若得四季脉不治多應病自除

妻來尅夫氣和而諧

論傷寒詞

潔古云叔和論全古法又以三辨内經曰陽有餘則身熱而無汗陰有餘則多汗而身凉陰陽有餘則無

汗而身涼

熱論 春夏在陽秋冬在陰陽曰汗陰曰下陽毒有餘無陰尺寸俱浮皆有力陰毒有餘無陽尺寸俱沉皆無力陽曰七陰曰六陽數盡而當下陰數盡而當溫化不可代時不可違經曰盛者可代衰而已猶是治傷寒吐補汗下盛者可代衰而已

傷寒熱病同看脉滿手透關洪拍拍出至風門過太陽二日之中見脫厄過関微有慢騰騰直至伏時重候覓

假令太陽證欲解時從巳至未當汗重候覓者後至來日午時再等汗出本經心藏詞云反時憂不解此四句能正上兩句

掌内迢迢散漫行乾癈疹疛多不的大凡當日問途
程遲數洪微更消息
傷寒證有戰而汗者有不戰不汗而愈者是乾差疹
疛多不的

又詞曰

熱病須得脉浮洪細小徒費用神功
是陽病得陰脉經曰病若讝言妄語身常有熱脉當
洪大而手足反逆脉沉細者死也
汗後脉静當便瘥喘熱脉亂命難終
邪氣勝正氣虛不爲汗衰而脉躁疾者死也

陽毒候詞

陽毒健亂四支煩面赤生花作點班狂言妄語如神

鬼下利頻多候不安汗出遍身態大聲魚口開張命欲翻有藥不等但與服能過七日漸須安

五實爲陽陽毒者爲邪氣實然脉盛者心也皮熱者肺也腹脹者脾也前後不通者腎也昏悶者肝也五實從火數故七也

陰毒候歌

陰毒傷寒身躰重背強眼痛不堪任小腹痛急口青黑毒氣衝心轉不禁四支厥冷唯思吐咽喉不利脉細沉若能速灸臍輪下六日看過見喜深

五虚爲陰毒虚者正氣不足然脉細者火也皮寒者肺也氣少者肝也泄痢前後者腎也食飲不入者脾也五虚從水數六灸陰交穴

診諸雜生死脉候詩

潔古云 雜病論久病脉浮終為客病脉沉終為主病先明客病後明主病形證與脉合而易治不合為難治假令腹脹脉浮大者生沉細者死

腹脹浮大是出厄

邪在表當發汗 經曰 開鬼門

虛小命殂須努力

邪氣內侵正氣減少當於膀胱留積聚净府利小便者也

下痢微小却為生

經曰 病若暴大而泄者脉當微細而濇 仲景云 下痢脉小為欲解也

脉大浮洪無竅曰

經曰若大腹而泄脉緊大滑者死傷寒太陽少陽合病自下痢者黃芩湯故脉小者愈脉大難治也

恍惚之病定顛狂其脉實牢保安占寸關尺部沉細時如此未聞人救得

經曰病苦譫言妄語身當有熱脉當洪大反手足厥冷脉沉細而微者死

消渴脉數大者活虛小病深厄難脫

經曰病若開目而渴心下堅者脉當洪緊而實數反沉濡而微者死

水氣浮大得延生沉細應當是死別

在表則易在裏則難經曰邪風暴至疾如風雨故善

治者治皮毛其次治肌肉其次治筋脉其次治六府
其次治五藏治五藏者半死半生也故府者脉浮藏
者脉沉【經曰】府病易治藏病難治

霍亂之候脉微遲氣少不語大難醫

霍亂者陰陽交緊氣少脉微者陰陽無力故知難治

三部浮洪必救得古今課定更無疑

陰陽交交有力上下俱出力敗得平霍亂自愈
【仲景曰】霍亂渴則【五苓散】虛冷者【理中圓】局方【香薷
湯】【厚朴湯】孫真人生姜橘皮【半夏湯】脈證用之

鼻衄吐血沉細宜忽然浮大即傾危

血出與汗出同脉浮者用同汗後脉靜者生脉躁者
死鼽衄者【內經曰】鼻淵濁涕不是鼻中清水出也血

血者瞋目衄血者血汗是已瞋目者汗後合眼是也
（經曰）病若吐血後鼽衄血者脉當沉細反浮大而牢
者死
病人脉健不用治
諸病源曰脉合五至是有胃氣不治自愈
健人脉病號行死
不因傷寒雜病脉中有動止名曰代脉
心腹痛脉沉細瘥
足少陰腎本證又得本脉治之于湧泉也
浮大弦長命必殂
脉病不相應
頭痛短澁應須死

內經曰寸口脈短澀者死頭為六陽之會脈當浮今
見短澀者死經曰三陰三陽受風寒伏留而不去者
則頭痛也

浮滑風痰皆易除

人頭痛有痰脈得浮滑皆吉是陰病得陽脈

中風口噤遲浮吉急實大數主魂孤

中風脈得遲浮者吉經曰厭厭聶聶如循榆葉曰平
急實大數主魂孤者脈得急而勁益強如張新弓弦
曰死

魚口氣麤難得瘥面赤如粧不久居

魚口氣麤者必喘熱脈亂命應終面赤如粧不久居
者是日暮滴瀝有王而衰天有明而必暗精神外出

其死明矣

中風髪直口吐沫噴藥悶亂起復蘇咽喉拽鋸水雞響揺頭上竄氣長噓

中風髪直者是肺主皮毛髪直者死水雞響者肺主聲其聲不清化盡則神去上竄是上喘也

病人頭面青黒暗汗透毛端恰似珠

經曰六陽俱絶者乃陰陽相離湊理泄絶汗乃出大如貫珠轉出不流即是氣先絶也

眼小目瞪不須治詐汗如油不可蘇

六陽不運用氣不蘇通

内實腹脹痛滿盈心下牢強乾嘔頻手足煩熱脉細數大小便澁死多真

經曰必問大小便小便利而氣和大便利而血和大

小便不利乃氣血澁也故云死多眞

外實内熱吐相連下清注穀轉難安忽然診得脉洪

大莫費神功定不痊

外實内熱是内外皆陽服凉藥痊者難治爲其無水也

内外俱虛身冷寒汗出如珠微嘔煩忽然手足脉厥

逆體不安寧必死拚

經曰内外皆陰服熱藥不愈經曰寒之不寒責水之

少熱之不熱責心之虛爲無火也

上氣喘急候何寧手足温暖淨滑生反得寒澁脉厥

逆必知歸死命須傾

上氣喘急脉當浮而滑今反手足厥冷脉澁是陽病

得陰脉者死
数而弦血癥瘦形具疾脉大命難往亟血之脉沉弱
吉忽若實大死來侵
衄血吐血弦血諸見血證脉大者凶脉小者吉脉大
爲火尅於金故言凶脉小爲水能爲助故生也
上氣浮腫有息頻浮滑之脉即相成
上氣浮腫本在表用葛根升麻湯解肌湯
葛根　黄芩各一两　麻黄去節半两
赤芍藥四錢
右㕮咀一两生姜七片水一盞煎至一盞去滓熱
服食前若汗出浮腫是邪從汗出經曰浮者陽也
當發散而解之若不愈諸消腫藥治之脊息頻者

喘也脉浮而滑亦在於表宜（麻黄湯）發表也

忽然微細應難救神功用盡也無生

表證見裏脉謂之兩感兩感者必死是陽證見陰脉者也

中惡腹脹緊細生若得浮大命逡巡

裏病見表亦爲兩感（岐伯曰）表裏俱病必不免於死亡矣

金瘡血盛虚細活急疾大數必危身

金瘡乃肺金也虚細則不受火邪若急疾大數是受火也金受火邪是畏火而亡（仲景曰）数脉不時而即生惡瘡也

凡脉尺寸緊數形又似釵直吐轉增

斂直如轉索肝氣盛吐轉增脾氣衰也
此患蠱毒急須救速求神藥命難停
木盛脾絕即死
中毒洪大脈應生細微之脈必危須
中毒洪大脈應生者是在外而不內細微必危者是
在內而不出也
吐血但出不能止命應難返没塗平
心肺俱死毒由是出血不止
大凡最要生死門太衝脈在即爲憑若動應神魂魄
在上便千休命不停
太衝者是胃脈也四時皆以胃爲本太谿主腎爲根
若動應神魂魄在應五至爲平止者脈止也

新編潔古老人註王叔和脉訣卷之八

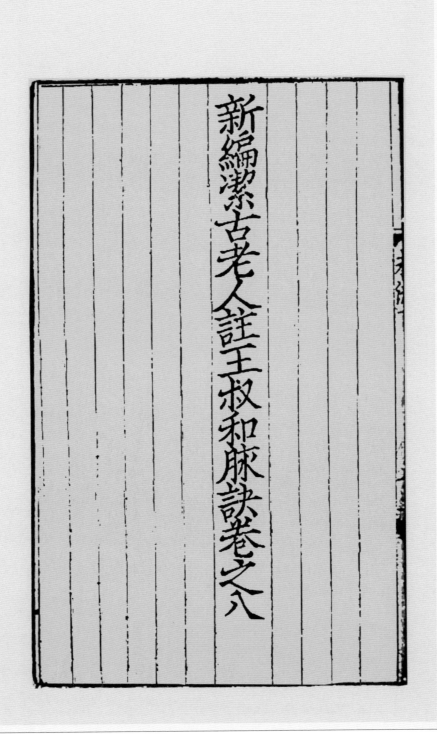

新編潔古老人註王叔和脉訣卷之九

察色觀病人生死候歌

經曰望而知之謂之神見五色以知其病也色澤神和色不澤則神不和藏敗神去内經曰藏者神之舍色者神之旗五藏一有不和旗色不内包聲聽内切亦在其中色合五音音合五聲聲合五脉謂之候所以四法神用為先謂通變化無所不至三毛上智英雄無不至論曰色夭不澤兼所不勝者死色澤兼所生者吉目皆黄而愈者太陽復表論曰黒癰青痛白寒赤黄為熱色不應病同所不勝者死

欲愈之病目皆黄眼胞忽陷定知亡

欲愈之病一日太陽二日陽明三日少陽四日太陰
五日少陰六日厥陰七日復得太陽脉得微緩微浮
胃氣將行目內眥黄或云知脾土王順金不受克否
極泰來水升火降寒熱作而大汗解矣眼陷亡者太
陽不會於目故無明也

耳目口鼻黑色起入口十死七難當
黑色若水也入口者舌黑舌屬心火之候黑色者水
勝火則死矣

面黄目青酒亂頻邪風在胃衮其身
內經曰有病身熱解㑊汗出如浴惡風少氣此爲何
病岐伯曰酒病中風仲景曰酒家不喜甘不可服桂
枝爲是以飲不喫食爲之不喜甘酒使令也

面黑目白命門敗困極八日死來親

黑水也白金也命門火也既見黑白金水行火敗困極者火數七金水一八日死矣

面色忽然望之青進之如黑卒難當

青黑之色爲肝腎色先青後黑是迴則不轉神去則死也見本經

面赤目白憂息氣待過十日定存亡

面赤見火目白見金憂息氣火刑金而必喘金數九餘一日故十日定存亡兩候之變矣

面赤目青衆惡陽榮衛不通立須亡

經曰三陰三陽五藏六府皆受病榮衛不通則死面赤火目青木故風熱行而道澁故知榮衛不通則死

黄黑白色起入目更兼口鼻有灾殃

黄黑白三色謂之凶色因在目或口鼻見之則凶矣

面青目黄中時死餘候須看兩日強

青黄者木土相剋刑者死

面無精光如土色不能食時四日亡

如土色不澤知無胃氣木數三餘一日故死於木也

目無精光齒斷黑鼻仰白目黑亦灾殃

目無精光者神去齒斷黑者志亡白如白土黑似炭

煤皆色不澤故知死也

口如魚口不能閉氣出不返命飛揚

火勝迫於肺大喘而死肺敗也

肩息直視及唇焦面腫蒼黑也難逃

肩息者氣出而肩動直視觀不轉睛為六陽不會於目也唇焦者土敗肉脂而唇揭焦向者顏也顏乃心之候黑者腎之色水來乘火則榮衛不行鬱而面腫蒼黑也

妄語錯亂及不語尸臭元知壽不高

妄語錯亂不語知神亡則失守內經曰神亡尸臭無水則腎絕尸臭是根絕也

人中盡滿兼唇青三日須知命必傾

人中脾也青者肝之色木數三知死于肝也

兩頰顴赤人病久口張氣直命難停

顴頰也人疾久面赤有美色乃精神泄于外口張氣直者人病久扶起而喘名曰無根而死臥而喘起而

靜則安也

足趺趾腫膝如斗十日須知難保守

足趺屬足陽明經所行處腫滿〔内經曰〕諸濕腫滿皆屬于土十日者土之成數也趺腫者是胃氣將絕也

項筋舒展定知殂手内無文也不久

筋舒者督脉絕掌無文者心包絕也

唇青體冷及遺尿背面飲食四日期

唇者脾之候青者肝之色體冷遺尿者水泉不止膀胱不藏失守者也背面飲食四日期者此乃除中胃氣絕也〔本經曰〕滿則非多食四日者木數三餘一日死也

手足爪甲皆青黑過八日定難醫

爪者肝亡候青者肝之色八日者木之成數此乃肝
之太過死也
脊痛腰重反覆難此是骨絕五日看
脊屬土腰者腎之候土勝于水也五日者土之生數
剋于水也
體重溺赤時不止肉絕六日便渦捺
體重溺赤謂之血脉肉絕也便赤腫按不起乃是氣
絕也
手足甲青呼罵多筋絕九日定難過
肺主聲入肝為呼甲青者木敗金賊九日金之成數也
髮直如麻半日死尋衣語死十知麽
髮直者氣死甲青者血亡金水交交者死也尋衣者

手太陰氣絶也

○論五藏察色候訣

潔古云叔和言五藏死絶以日數有得毋氣不足而死者有得子氣實太過而死者有得夫氣剋殺而死者有自己太過不及而死者啓玄子云不可拘以日數故臨病消息經曰木病庚日篤辛日死此五藏各見其色不常不澤而死矣

肝藏訣

面腫蒼黑舌卷青四肢力乏眼如盲泣出不止是肝絶八日難當命必傾

通真子云經曰足厥陰氣絶即筋縮引卵與舌卷厥陰者肝也肝者筋之合也筋者聚於陰器而絡於舌

本故脉不營即筋縮急筋縮急即引卵與舌故舌卷卵縮此筋先死庚日篤辛日死言庚辛金也肝木也金剋木故也此云八日以從甲至庚爲八日也叔和此言似膠柱矣盍云庚日篤當命必傾義即通矣肝其候目故泣出不止爲肝絶也

心藏訶

面黧肩息直視看又兼掌腫没文狂言亂語心悶熱一日之內到冥間

經曰手少陰氣絶則脉不通脉不通則血不流血不流則色澤去故面黑黧此血先死壬日篤癸日死此心絶則面色如黎手少陰心之候故掌腫無文亦心絶也黧黄黑色也

脾藏訶

臍趺腫滿面浮黄泄痢不覺汚衣裳肌肉麄澁兼唇反一十二日内災殃

經曰足太陰氣絶則脉不營其口唇也口唇者肌肉之本也脉不營則肌肉不滑澤肌肉不滑澤則肉滿肉滿則唇反唇反則肉先死甲日篤乙日死

肺藏訶

口鼻氣出不復迴唇反無文黑似煤皮毛焦乾爪枯折途程三日定知災

經曰手太陰氣絶即皮毛焦太陰者肺脉也行氣温於皮毛皮枯毛折者毛先死也丙日篤丁日死火尅金也

腎藏訶

面黑齒痛目如盲自汗如水腰折頻皮肉濡結髮無澤四日應當命不存

經曰足少陰氣絕即骨枯少陰者冬脈也伏行而溫於骨髓故骨髓不溫即肉不着骨骨肉不相親故齒長而枯髮無潤澤無潤澤者骨先死戊日篤己日死此謂足少陰腎脉也腎主肉營骨髓故云伏行而溫於骨髓也腎氣絕即不能營於骨髓故肉濡而卻謂齒齦之肉攣縮而齒漸長而枯燥也腎為津液之主今無津液故髮不潤戊篤己死者土剋水也此言四日者亦從甲數至戊也

新編潔古老人註王叔和脉訣卷之九

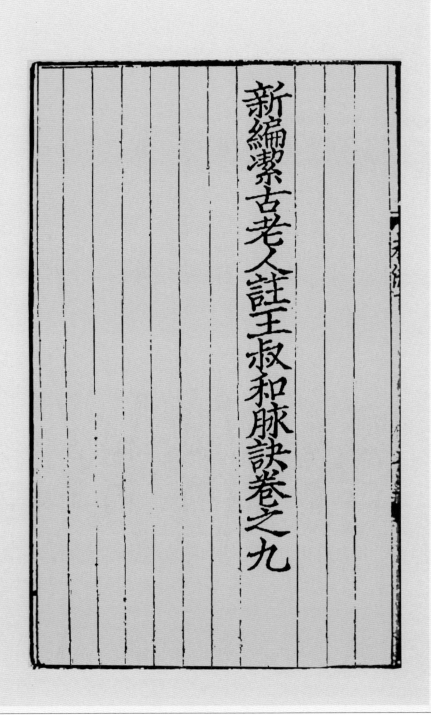

新編潔古老人註王叔和脉訣卷之十

診婦人有姙謌

肝爲血兮肺爲氣血爲榮兮氣爲衛陰陽配偶不參差兩藏通和皆類例

心榮肺衛今本經云肝榮肺衛者何蓋春木發生秋金收成又乙庚相合妻來乘夫春肝王肺衰夫弱妻強故爲有子有病爲賊邪有孕爲縱横肝主春而産萬物肝爲血謂根成苗化又曰厥陰肝木主位皆生五蟲毛羽鱗介倮故以立肝肝生化之根素問曰金木者生殺之本始木多而生金多而殺有引於下者

素問云手少陰脉動甚者姙子也故知春夏生秋冬

殺也
血衰氣王定無娠血王氣衰應有體
氣王秋冬血王春夏何以名之素問云寒傷形熱傷
氣也
尺微關滑尺帶數流利往來并雀啄小兒之脉已見
形數月懷躭猶未覺
尺微關滑尺數者言榮氣之盛也懷躭俗呼惡食
經曰精化爲氣氣傷於味女子重身百日惡味也
左疾爲男右爲女流利相通速來去兩手關脉大相
應已形亦在前通語左手帶縱兩箇男右手帶横一
雙女左手脉逆生三男右手脉順還三女寸關尺部
皆相應一男一女分形證有時子死母身存或即母

亡存子命徃來三部通流利滑数相参皆替替陽實
陰虛脉得明遍滿肯堂皆逆氣左手太陽浮大男右
手太陰沉細女諸陽爲男諸陰女指下分明長記取
三部沉正等無疑尺内不止眞胎婦
左疾爲男春夏應三陽爲男右疾爲女秋冬應三陰
爲女兩手関脉大相應已形亦在前通語左手縱逆
皆曰男右手横順皆曰女假令左手寸口見腎脉爲
縱見肝脉爲逆假令右手見肝脉爲横見脾脉爲順
縱逆多而男多横順多而女多
母垂子兮縱氣露妻來乘夫横氣助子乘母兮逆氣
参夫乘妻兮順氣護
男女縱横逆順皆在前説也

小兒日足胎成聚身熱脉亂無所苦汗出不食吐逆

時精神結備其中住滑疾不散胎三月但疾不散五

月母弦緊牢強滑者安沉細而微歸泉路

此言五月以後弦緊牢強滑者安肝木主生沉細而

微者死肺金主殺 正前肝為血兮肺為氣也

姙娠雜病生死訶

血下如同月水來漏極胞乾主殺胎

血能養胎血在胎存血亡胎死榮者養也血者榮也

亦損姙母須憂慮爭遣神丹救得迴

子在久服不損毋藥隨胎救母十不得一二而生由

是古人深慮姙婦血漏損娠也

心腹急痛面目青冷汗氣絕命必傾血下不止胎衝

上四肢冷悶定傷身墮胎倒仆或擎重致胎死在腹
中居已損未出血不止衝心悶痛母魂孤
胎衝上而心痛血下不止者由言千死無一生

産難生死詞

欲産之婦脉離經沉細而滑也同名
一呼三至曰離經一呼一至曰離經者産也
夜半覺痛應分誕來日日午定知生
假令日午離經夜半生夜半離經日午生用痛同
身重體熱寒又頻舌下之脉黑復青反舌上冷子當
死腹中須遣母歸冥面赤舌青細尋看母活子死定
應難唇口俱青沫又出子母俱死總高擲面青舌青
沫出頻母死子活定知眞不信若能看産驗尋之賢

哲不虛陳新產之脈緩滑吉實大弦急死來親若得沉重小者吉忽若堅牢命不停寸口濇疾不調死沉細附骨不絕生審看此候分明記長須念取向心經

已上叔和次婦人死生之要也

懷娠傷寒訶

傷寒頭痛連百節氣急衝心溺如血上生班點赤黑時壯熱不止致胎滅嘔吐不止心煩熱腰背俱強腦痛裂六七日來熱腹中小便不通大便結

懷娠婦人傷寒病者須問大小便如利者知不損胎

黄龍湯主之

又訶曰

產後因得熱病臨脈細四支暖者生脈大忽然肢逆

冷須知其死莫留停
有妊婦人血熱而傷胎此爲産前血凉而傷胎亦爲産前也産後一法因天行而産後用小柴胡湯不因天行産後四物湯主之

小兒生死候訣

小兒一歲之中變蒸未定五行未分所以能生能生曰混沌老子曰抱一能無離乎專氣致柔能如嬰兒乎滌除玄覽能無疵乎未識父母謂之朴識父母謂之疵疵者君病也君病者心病也由分彼我疾病生焉按乾鑿度云天形出于乾有太易太初太始太素夫太易者未見氣也太初者氣之始也太始者形之始也太素者質之始也形氣已具而痾痾者瘵瘵者

病由是萌生焉黄帝問此太素質之始也　人生從乎

太易病從乎太素叔和以言小兒病耳

小兒乳後輙嘔逆更兼脉亂無憂慮

無心胃滿變蒸未定五行未分脉亂不足言病也

弦急之時被氣纏

一氣初分已識彼我五行乍分故弦急被氣纏者包心

中有物悲啼喜笑故生病也

脉緩即是不消乳

小兒脉六至七至曰平四至五至曰遲九至十至曰

數乳不消者海乳中有客風或有癖乳食之脉緩病

者吐則乳不消大便則乳瓣不化是從風癖而得之

用錢氏消積圓主之

緊数細快亦少苦

此與八至九至其脉滑利少苦者表也

虛濡驚風邪氣助

輕者可大青膏發散之

痢下宜腸急痛時

下痢者邪去氣少却腹痛者脉病相反也

浮大之脉歸泉路

經曰病若腹大而泄者脉當細微而濇反緊大而牢者死也

小兒外證一十五候訶

眼上赤脉下貫瞳人

此為太陽逆行諸陽逆於目銳眥上行則順下行則逆

顖門腫起兼及作坑

内經曰高者上顛盛夏氷雪頭涼則順熱盛則死顖門腫及作坑者熱勝則腫熱極則陷髓下腦者髓海極熱髓散故也

鼻乾黒燥肚大筋青

鼻乾者金氣正形也黒燥者火刑金也肚大者土之候筋青者肝之候故見木刑于土也

目多直視覩不轉睛

目多直視者六陽不運於目也覩不轉睛者陽絶從陰也又爲不通也經曰迴則不轉是也

指甲黒色忽作鵶聲

指甲者肝之外候黒色者水之候鵶聲者上去聲去者

聲散絶也【内經曰】聲敗者肺絶也

舌出口

舌者心之候心藏神神藏舌舌出口神不藏也【錢氏】曰大病後弄舌者凶也

齒齩人

齒者腎之候齒齩人者水所妄動志不安也

魚口氣急

唇為飛門取動之意魚口張而不合氣急者不能取動于物故知脾絶也

啼不作聲

此為腎絶不能榮養于肺也

蛔蟲既出必是死形

蛔蟲出者胃不容糲也胃絕故見蟲出也
用藥速急千無一生
脫有生者蓋不專也

新編潔古老人註王叔和脈訣卷之十

天保三年重陽後二日讀于
奚暇齋燈下丹波元堅

書王叔和脈訣後

晉王叔和著脈經及脈訣余嘗疑脈訣實非叔和作後人偽書也何以知之脈訣皆歌也西晉時焉有歌可疑一也脈訣比諸脈經則文辭鄙陋其論脈亦有黑白表裏之差可疑二也考脈訣宋男高陽生所偽作也嗚呼悲哉世之愚醫漫知貴叔和之名不察後人妄作往往本於脈訣其誤人豈鮮哉何之世文字君子也余幼而好學于茲十年稍稍知今文古文之別於是乎有所見焉聊書卷後解衆人之惑云